Dr. Danish Siddique
Dr. Anupama N M

Fluxo de trabalho digital no fabrico de próteses completas

Dr. Danish Siddique
Dr. Anupama N M

Fluxo de trabalho digital no fabrico de próteses completas

Dentaduras CADCAM

ScienciaScripts

Cover image: www.ingimage.com

This book is a translation from the original published under ISBN 978-620-8-01318-9.

Publisher:
Sciencia Scripts
is a trademark of
Dodo Books Indian Ocean Ltd. and OmniScriptum S.R.L publishing group

120 High Road, East Finchley, London, N2 9ED, United Kingdom
Str. Armeneasca 28/1, office 1, Chisinau MD-2012, Republic of Moldova, Europe
Printed at: see last page
ISBN: 978-620-8-20671-0

Conteúdo

PREFÁCIO

O método convencional de fabrico de próteses dentárias tem sido praticado com sucesso há séculos. O aumento da investigação e dos desenvolvimentos nas tecnologias digitais alargou as formas de fabricar próteses. As inovações e os desenvolvimentos actuais na tecnologia dentária permitem o fabrico de próteses de remoção utilizando tecnologias CAD/CAM do início ao fim, diminuindo assim o tempo de trabalho e de cadeira para os doentes e para os dentistas e proporcionando resultados funcionais e estéticos superiores. Este livro apresenta uma descrição pormenorizada do fluxo de trabalho digital seguido no fabrico de próteses completas, dos materiais utilizados, dos scanners, dos avanços recentes e dos sistemas atualmente disponíveis. O método convencional envolve muitos passos laboriosos e um maior número de consultas, o que pode ser difícil de seguir para alguns pacientes. A digitalização destes passos tem um efeito positivo na abordagem e satisfação do tratamento do doente. Os capítulos relacionam os conceitos gerais anteriores e as tendências digitais actuais com as condições clínicas mais frequentemente observadas na prática.

O advento dos scanners intra-orais elimina a utilização de materiais de moldagem, o que, por sua vez, diminui as probabilidades de reacções alérgicas aos materiais, o desconforto e o reflexo de vómito. Este manual conduz o clínico através de uma sequência lógica da moldagem até à inserção final como protésico digital. Os capítulos básicos sobre moldagem, scanners e o fluxo de trabalho geral conduzem a uma descrição pormenorizada de cada um dos sistemas atualmente disponíveis e do respetivo software. Todos os capítulos são cuidadosamente combinados para serem consistentes no seu objetivo: proporcionar um resultado previsível. Estes capítulos organizam e apresentam considerações clínicas numa sequência lógica. Estes capítulos bem ilustrados com relatos de casos clínicos servirão como um guia básico para o clínico dentário e podem ser um recurso valioso na sua biblioteca de referência.

AUTORES

O Dr. Mohammed Danish Siddique é Professor Assistente no Instituto de Ciências Dentárias e Hospital de Bangalore, em Bangalore. É um protésico dedicado com uma sólida experiência em próteses dentárias. Concluiu os seus estudos de licenciatura na Faculdade de Medicina Dentária de Rajarajeshwari e prosseguiu a sua formação de pós-graduação na Faculdade de Medicina Dentária VS em Bangalore. É um académico competente e um clínico motivado, bem versado nas tendências e conhecimentos contemporâneos em protética. O Dr. Siddique está ativamente envolvido na orientação de jovens dentistas do instituto na prestação de cuidados atenciosos e empáticos aos pacientes, promovendo simultaneamente a adesão aos protocolos prescritos na reabilitação protética. Além disso, é autor de vários artigos de investigação e relatórios de casos e realiza palestras no instituto como parte do programa educativo.

Para além dos seus compromissos na Faculdade de Medicina Dentária, a experiência do Dr. Danish Siddique é procurada como consultor convidado em vários estabelecimentos clínicos, incluindo o Aster Hospitals e o Aswad Hospital, entre outros em Bangalore. O Dr. Siddique também ocupa o cargo de Diretor na Super Smiles Dental Care e é cofundador do Toothbotz Dental Studio, em Bangalore. É um membro estimado do Congresso Internacional de Implantologistas Orais e membro do ICOI (EUA), membro ativo da Associação Dentária Indiana (IDA), da Sociedade Indiana de Dentisteria Protética (IPS), entre outros. Para além dos seus interesses académicos, está sempre em movimento do ponto de vista clínico, dando ênfase aos cuidados personalizados com os pacientes, mantendo-se a par dos últimos avanços e integrando uma atenção escrupulosa aos detalhes com um compromisso inabalável com a satisfação dos pacientes e o desenvolvimento profissional.

A Dra. Anupama NM é uma professora altamente estimada e é atualmente a chefe do Departamento de Dentisteria Protética no Vokkaligara Sangha Dental College and Hospital em Bangalore. É conhecida pela sua dedicação inabalável à formação da próxima geração de profissionais de medicina dentária através das suas competências excepcionais como educadora e clínica. As contribuições académicas significativas da Dra. Anupama reflectem-se nas suas numerosas publicações em jornais nacionais e internacionais, bem como no seu prestigiado papel como oradora convidada em vários fóruns académicos ao longo das últimas duas décadas. Para além das suas responsabilidades académicas, presta cuidados exemplares na sua clínica homónima, a Anupama Dental Clinic em Bangalore, e partilha ainda os seus conhecimentos como consultora convidada em várias clínicas dentárias de renome em toda a cidade. A Dra. Anupama é um membro valioso da Associação Dentária Indiana e da Sociedade Indiana de Dentisteria Protética.

Dá constantemente prioridade a cuidados personalizados e actualizados aos pacientes, prestando uma atenção meticulosa aos pormenores e demonstrando um empenho inabalável tanto na satisfação dos pacientes como no desenvolvimento profissional. A Dra. Anupama assume um papel fundamental na orientação de jovens dentistas no instituto, enfatizando a importância de prestar cuidados compassivos e empáticos aos pacientes e de garantir a adesão aos protocolos prescritos na reabilitação protética. Para além das suas obrigações de mentora, é uma autora prolífica, tendo sido autora de inúmeros artigos de investigação e relatórios de casos. Melhora o programa educativo através de palestras interessantes e informativas para os estudantes do instituto.

INTRODUÇÃO

O edentulismo tem um grande impacto no bem-estar e na qualidade de vida de um indivíduo. Resulta num comprometimento da função mastigatória e da fala, numa alteração da autoimagem e numa incapacidade social. Os métodos tradicionais de fabrico de próteses completas podem ser complicados, uma vez que envolvem várias consultas clínicas e requerem técnicos dentários qualificados. Normalmente, são necessárias cinco a seis consultas para obter impressões preliminares, impressões definitivas, registo das relações maxilo-mandibulares, colocação experimental da prótese de cera e inserção da prótese completa acabada.

O fabrico digital de próteses dentárias (DDM), que combina imagem digital, CAD/CAM e prototipagem rápida, pode aliviar os problemas acima referidos. O processo de fabrico de próteses completas com tecnologia assistida por computador envolve a digitalização da informação clínica registada do doente com a tecnologia de digitalização de luz e o desenho digital de próteses completas em software informático (CAD). O resultado do desenho é uma prótese virtual em oclusão. Segue-se um processo automatizado de fabrico (CAM), que pode ser um processo aditivo (prototipagem rápida) ou subtrativo (fresagem por controlo numérico computorizado). O fabrico aditivo, ou impressão 3D, utiliza imagens de um ficheiro digital para criar um objeto através da colocação de camadas sucessivas do material escolhido. O fabrico subtrativo utiliza imagens de um ficheiro digital para criar um objeto através de maquinagem (corte/fresagem) para remover fisicamente o material e obter a geometria desejada. O método subtrativo é o método mais frequentemente utilizado. Representa um método moderno para a conceção, desenvolvimento e produção de um produto dentário

prótese. O registo digital, sob a forma de um ficheiro STL (estereolitografia), é armazenado na base de dados.

A medicina dentária digital tem evoluído muito rapidamente nos últimos anos. As áreas da dentisteria digital fixa e de implantes mostraram uma vasta gama de melhorias, desde os exames à produção de próteses. As aplicações digitais na prótese dentária removível foram iniciadas como técnicas de duas visitas no final da década de 2000. O primeiro artigo científico sobre a utilização de um sistema assistido por computador para a conceção e fabrico de próteses completas foi publicado por Maeda et al. em 1994, e estas foram fabricadas utilizando a tecnologia de Prototipagem Rápida aditiva a partir de material de acrilato foto-polimerizado, utilizando uma máquina litográfica a laser (LL) 3-D. Devido à complexidade dos procedimentos, a utilização de CAD/CAM foi limitada na produção de próteses completas até recentemente. Atualmente, estão a ser utilizadas duas técnicas para o fabrico real de próteses CAD/CAM. Um processo utiliza a técnica subtractiva de fresagem de uma base de prótese a partir de um "disco" pré-polimerizado de resina de base de prótese e o outro processo utiliza uma técnica aditiva em que a prototipagem rápida (estereolitografia) é utilizada para formar a prótese digital.

Existem muitas vantagens na adoção da tecnologia digital em Dentisteria Protética, tais como a redução do tempo de trabalho, a simplificação da manipulação, uma melhor gestão do local de trabalho (sem processamento por via húmida e utilização de produtos de gesso), uma melhor documentação e clareza na comunicação, uma maior precisão do diagnóstico e do planeamento do tratamento, um melhor controlo da conceção e produção de próteses definitivas e o arquivo de dados individuais do doente, como moldes de diagnóstico virtuais, sem necessidade de espaço adicional. Continua a estar disponível um repositório de dados digitais que permite um fabrico mais rápido de uma prótese sobresselente, de uma prótese de substituição ou mesmo de uma prótese radiográfica ou
modelo cirúrgico que ajuda no planeamento e colocação de implantes dentários no futuro. Além disso, uma vez que os dados digitais estão associados a um profissional específico, é mais provável que os pacientes regressem ao dentista que fabricou a sua primeira prótese digital quando for necessário um tratamento futuro.
As próteses completas fabricadas com a utilização de um computador para o desenho e fabrico são designadas por próteses digitais ou CAD-CAM. Os cuidados prostodônticos tornaram-se uma integração complexa de técnicas sequenciais que envolvem o paciente, o clínico operador e os laboratórios comerciais a vários níveis. O fabrico de próteses completas requer, convencionalmente, a perspicácia artística e técnica de um clínico, que é menos facilmente adaptada à tecnologia CAD/CAM. Com o advento do fabrico comercial de próteses CAD/CAM, existe uma oportunidade notável para os clínicos melhorarem os cuidados individuais, a educação dentária, os programas de saúde pública e a investigação clínica.

HISTÓRIA

As tecnologias integradas de CAD/CAM e Prototipagem Rápida foram inicialmente aplicadas nas indústrias automóvel e aeroespacial. Atualmente, muitos dentistas estão a utilizar esta tecnologia para conceber e fabricar restaurações dentárias[2] . O componente de fabrico CAM foi desenvolvido antes da tecnologia CAD. Na década de 1950, os fabricantes adoptaram pela primeira vez ferramentas controladas por um sistema de números e letras para produzir objectos com formas complexas de forma precisa e repetível (Controlo Numérico ou NC). O primeiro programa de software CAM do mundo que utilizava uma ferramenta de programação de controlo numérico, denominado **PRONTO**, foi desenvolvido em 1957 pelo **Dr. Patrick J. Hanratty**, que é frequentemente referido como **o pai da tecnologia CAD/CAM.** Só no final da década de 1960 é que as máquinas de controlo numérico se tornaram comercialmente disponíveis. O desenvolvimento começou em 1962, como resultado de uma linguagem de programação universal e melhorada de controlo numérico, conhecida como Automatically Programmed Tools (APT), criada no Massachusetts Institute of Technology .[4]

No domínio da PR em medicina, ocorreram muitos desenvolvimentos no início da década de 1970 com a introdução da tomografia computorizada na comunidade médica. O formato de dados em camadas dos scanners 3D levou rapidamente à constatação de que deveria ser possível converter os dados e torná-los compatíveis com os requisitos das máquinas de PR, ou seja, um modelo físico pode ser fabricado com base em dados de raios X, TC ou RM. O primeiro processo de RP do tipo estereolitografia foi patenteado por Hull (1984) para a produção de modelos 3D a partir de resinas de fotopolímero. É interessante verificar que, apesar da disponibilidade de scanners de TC desde 1973 (Hounsfield, 1973), só em 1987 é que esta tecnologia inovadora ficou disponível para aplicação dentária .[8]

A investigação e o desenvolvimento começaram na década de 1980, com três pioneiros em particular que contribuíram para o desenvolvimento dos actuais sistemas CAD/CAM dentários[1] . As primeiras tentativas de produção assistida por computador de restaurações dentárias foram feitas em 1971 por Duret et al, utilizando métodos de engenharia de PR em medicina dentária[3] . Em 1971, começou a fabricar coroas com a forma funcional da superfície oclusal utilizando uma série de sistemas. O segundo é o Dr. Moermann, o criador do sistema CEREC®. Tentou utilizar a nova tecnologia num consultório dentário, clinicamente no consultório dos pacientes[1] . O CEREC, que inclui captura de imagens, desenho de próteses e processos de fresagem, foi desenvolvido pela SIEMENS Ltd[2] . O terceiro é o Dr. Andersson, o criador do sistema Procera®)[1] . Andersson imaginou a utilização de titânio para o fabrico de coroas e, em 1982, desenvolveu a parte CAM do processo de fabrico, utilizando uma combinação de erosão por faísca e fresagem por cópia. O sistema Procera foi subsequentemente adquirido pela Nobel Pharma (atualmente Nobel Biocare) em 1988[4] . Estes sistemas foram concebidos para o fabrico de próteses dentárias fixas .[4]

Esta tecnologia cresceu na medicina dentária no final da década de 1980 e a introdução do primeiro produto comercial, incorporando princípios de engenharia, estimulou um maior interesse. Em Prostodontia, a aplicação inicial do CAM foi a produção de próteses fixas[6] . Vários relatórios descreveram a utilização da tecnologia CAD/CAM para fabricar inlays, onlays, coroas, próteses dentárias parciais fixas e removíveis, pilares de implantes, próteses maxilofaciais e subestruturas para próteses removíveis e fixas suportadas por implantes. No entanto, poucos relatórios descreveram a utilização da tecnologia assistida por computador para próteses completas .[5]

Maeda et al, um grupo de investigadores japoneses, são responsáveis pelo primeiro relatório científico publicado em inglês sobre o conceito de utilização de tecnologia assistida por computador para fabricar próteses completas. O seu relatório de 1994 descreveu o fabrico de próteses completas a partir de material de resina composta fotopolimerizada com tecnologia RP. Seguiu-se um relatório em 1997 de outro grupo japonês, Kawahata et al, que explorou o conceito de duplicar digitalmente dentaduras existentes e fresá-las utilizando uma máquina de fresagem CNC. Desde então, vários investigadores contribuíram para melhorias neste campo, desde a disposição digital dos dentes até à incorporação das tecnologias CBCT e à utilização do IOS para digitalizar e fabricar próteses completas através da tecnologia RP ou de fresagem .[5]

A tabela histórica de artigos publicados sobre técnicas CAD/CAM para o fabrico de próteses removíveis inclui[7]

❖ Maeda *et al.* utilizaram a tecnologia RP e fabricaram a primeira prótese amovível utilizando litografia a laser 3D. Foi utilizado silicone para obter impressões maxilares e mandibulares para digitalização a laser 3D e imagens utilizando câmaras CCD. As próteses completas foram fabricadas a partir de material de resina composta fotopolimerizada utilizando a tecnologia RP.

❖ Kawahata *et al.* utilizaram o método de fresagem e melhoraram a técnica de duplicação digital para próteses removíveis utilizando CAD/CAM com um sistema CNC. As próteses duplicadas foram fabricadas a partir de um bloco de cera utilizando a fresagem CNC.

❖ Williams *et al.*, com a tecnologia de PR, utilizaram moldes digitalizados e levantamento eletrónico para integrar modelos 3D de estruturas de próteses parciais removíveis e criaram uma estrutura metálica. Também recomendaram uma técnica para facilitar a definição das regiões retentivas dos dentes e do equador da prótese RP.

❖ Eggbeer *et al. utilizaram* a RP para fabricar um modelo de sacrifício da prótese e utilizaram a técnica de fundição por cera perdida para a fundição. No entanto, a sua técnica era ligeiramente complicada e morosa.

❖ Bibb *et al.* descreveram o fabrico de uma estrutura metálica utilizando CAD/CAM e RP num relatório de caso clínico. Produziram um protótipo de resina epóxi utilizando RP, e o protótipo foi utilizado como substituto da cera utilizada durante o processamento convencional da estrutura metálica. A estrutura metálica proporcionou uma adaptação suficiente para os tecidos duros e moles.

❖ Busch e Kordass utilizaram o método de fresagem e digitalizaram modelos edêntulos utilizando laser e outro tipo de scanners digitais e organizaram digitalmente os dentes com medidas anatómicas/médias fornecidas por software informático específico.

❖ Sun *et al.* construíram frascos virtuais com digitalização a laser 3D de moldes de gesso maxilar e mandibular, e os dentes foram dispostos digitalmente. Os frascos físicos foram construídos com RP e foram utilizados passos laboratoriais convencionais para a inserção dos dentes.

❖ Guo-Dong *et al.* apresentaram técnicas mais fáceis e mais eficazes para conceber e processar modelos digitais de estruturas RPD utilizando a tecnologia RP. Utilizaram software 3D comercial atual para digitalizar moldes de gesso, com o scanner baseado na técnica de luz estruturada. Foi concebido um modelo digital da estrutura RPD e o seu modelo de sacrifício foi fabricado com RP. De seguida, a estrutura de liga metálica foi processada utilizando o método de molde de fundição.

❖ Kanazawa *et al.* utilizaram exames de CBCT de próteses e dentes de dentaduras e organizaram digitalmente os dentes. A base da prótese foi fabricada a partir de um bloco de resina acrílica utilizando a fresagem CNC, após o que os dentes foram colados manualmente nos orifícios criados na base da prótese.

❖ Goodacre *et al.* digitalizaram impressões de silicone através da técnica da zona neutra e registaram adicionalmente as relações interoclusais, após o que os dentes foram dispostos digitalmente. A base da prótese foi fabricada a partir de um bloco de resina acrílica utilizando a fresagem CNC e os dentes foram colados manualmente nos orifícios criados na base da prótese.

❖ Inokoshi *et al.* digitalizaram próteses de prova em cera de 10 pacientes utilizando CBCT e modificaram as próteses digitais digitalizadas utilizando software informático. Foram fabricados sete protótipos utilizando RP, com várias modificações na disposição dos dentes, para investigar a aplicabilidade das próteses protótipo para funções de colocação de prova.

❖ Yamamoto *et al.* mencionou que, na prótese completa CAD/CAM, os recessos necessitam de compensação para posições precisas dos dentes e os valores de compensação ideais diferem com a forma basal dos dentes artificiais. Revelou que os valores de compensação óptimos são 0,15-0,25 mm para o lado superior esquerdo 1, 0,15 e 0,25 mm para o lado superior esquerdo 3, 0,25 mm para o lado superior esquerdo 4 e 0,10-0,25 mm para o lado superior esquerdo 6.

❖ Infante *et al.* no seu relatório clínico descreve o fabrico de próteses completas removíveis utilizando a tecnologia CAD/CAM. Ele fabricou próteses completas amovíveis utilizando o sistema AvaDent a partir de resina PMMA em duas consultas. Os dentes em acrílico não foram fabricados com CAD/CAM. O artigo relata que os registos clínicos podem ser obtidos utilizando AMD na primeira consulta.

❖ Bilgin *et al.* apresentaram uma nova técnica de desenho com um conjunto alinhado de dentes artificiais fabricados por técnicas CAD/CAM para próteses completas.
Dois fabricantes comerciais de próteses completas (Dentca; Denta Inc, Los Angeles, Califórnia) e (Avadent; Global Dental Science, Scottsdale, Arizona) começaram a fabricar próteses completas com tecnologia CAD/CAM, entre os quais a Dentca afirma ser o primeiro fabricante de próteses CAD/CAM do mundo[5] . Atualmente, existem muitos sistemas disponíveis para fabricar DRCD utilizando a tecnologia digital CADCAM, que serão mencionados em capítulos posteriores.

1. CONCEITO DE PRÓTESE DENTÁRIA CADCAM

Os avanços nas tecnologias digitais em medicina dentária conduziram a uma revolução digital que envolveu alterações no fluxo de trabalho clínico e nos procedimentos operacionais em medicina dentária, particularmente em prótese dentária[63,57]. A infusão de técnicas CAD-CAM nos métodos de fabrico de próteses completas levou à evolução de protocolos clínicos modificados e mais fáceis, à utilização de materiais com propriedades melhoradas, a um melhor ajuste e retenção das próteses, à redução do tempo de trabalho e à redução geral dos custos clínicos e laboratoriais[65]. Neste capítulo, é explicado o conceito de prótese digital e as técnicas de fluxo de trabalho para o fabrico de próteses completas.[57]

Fluxo de trabalho

Existem quatro fases básicas do fluxo de trabalho na medicina dentária digital. São elas **(Fig.** 1)

I. Aquisição de imagens,
II. Preparação/processamento de dados (software CAD),
III. A produção (fresagem assistida por computador), e
IV. A aplicação clínica em pacientes.

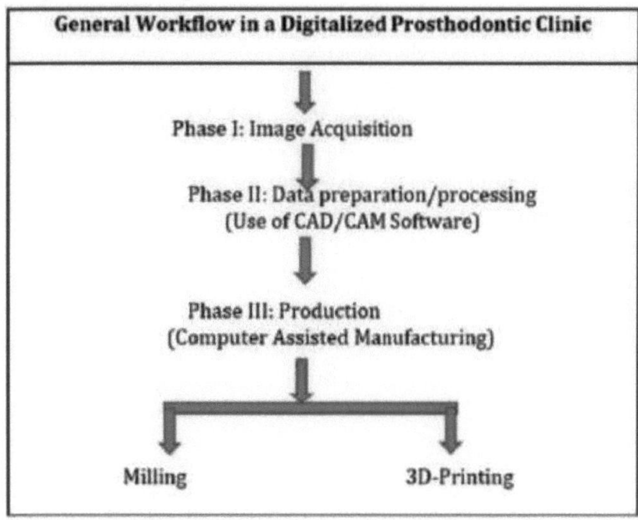

Figure 1: Digital workflow in a Prosthodontic clinic.

Fase 1: Aquisição de imagens

A aquisição de imagens é a primeira fase operacional da medicina dentária digital. Esta fase utiliza ferramentas como scanners extra-orais e intra-orais para impressões ópticas, câmaras digitais para fotografia digital e CBCT.

A. Impressão digital

As impressões digitais podem ser efectuadas de duas formas. Uma delas é a utilização do IOS na cadeira para obter impressões ópticas das estruturas dento-gengivais e a outra é a digitalização de superfícies no laboratório utilizando o EOS.

1. O IOS é utilizado para captar impressões ópticas diretas de estruturas intra-orais. À semelhança de outros scanners 3D, projectam uma fonte de luz sobre as estruturas a digitalizar. As imagens dos tecidos dentários e gengivais captadas pelos sensores de imagem são processadas pelo software de digitalização, que gera nuvens de pontos. Estas nuvens de pontos são depois trianguladas pelo mesmo software em STL e, através deste procedimento de "triangulação", o computador recolhe os dados 3D que podem ser utilizados para desenhar a base da prótese completa.

2. A imagiologia ou digitalização de superfícies em laboratório (Desktop Scanning) inclui a digitalização por contacto e sem contacto de modelos obtidos a partir de impressões convencionais. Na digitalização por contacto, uma sonda de contacto lê a anatomia do modelo seguindo o contorno da estrutura física e produz uma imagem digitalizada do modelo ou impressão[63] . As principais desvantagens deste sistema são o facto de ser moroso e a qualidade da medição poder ser limitada para uma superfície complexa, uma vez que o tamanho da sonda pode afetar a sensibilidade[30] . Na digitalização sem contacto, utiliza-se luz laser, ótica e dispositivos de acoplamento por carga e pode ser adquirido um elevado volume de dados num período de tempo relativamente curto[63 ,30] . Para o fabrico de próteses completas, os scanners de mesa de laboratório estão a ser utilizados predominantemente para a digitalização de impressões convencionais ou moldes dentários .[30]

B. Tomografia computorizada de feixe cónico (CBCT)

A técnica envolve um único exame de 360° em que a fonte de raios X e um detetor de área recíproca se movem sincronizadamente em torno da cabeça do paciente, estabilizada com um suporte de cabeça. Em Prostodontia, a CBCT é geralmente indicada em alguns casos de terapia com implantes. As informações sobre os tecidos dentários e gengivais obtidas a partir de impressões ópticas podem ser combinadas e sobrepostas com as informações relativas à estrutura óssea do paciente obtidas a partir da TCFC. Através da utilização de software de planeamento específico

o cirurgião pode conceber modelos para a colocação guiada de implantes, que são posteriormente fabricados fisicamente por fresagem ou impressão 3D e utilizados clinicamente. Os implantes posicionados através de um procedimento cirúrgico guiado podem ser carregados imediatamente, utilizando restaurações de resina protética, impressas em 3D antes de os suportes serem posicionados. Isto é conhecido como a técnica "totalmente digital" no fabrico de próteses completas fixas suportadas por implantes.

C. Fotografia digital

A fotografia digital em medicina dentária, quando combinada com a utilização de software adequado para processamento de imagens, ajuda a desenhar virtualmente o sorriso de um doente. Isto é conhecido como desenho digital do sorriso, que é uma ferramenta valiosa na medicina dentária estética e cosmética moderna.

Fase II: Preparação/processamento de dados (utilização de software CAD)

Os fabricantes fornecem software CADCAM especial para o desenho de vários tipos de restaurações dentárias, que está continuamente a ser melhorado. Geralmente, existem vários formatos de dados padrão em software CAD tridimensional disponíveis para o desenho da prótese. Os ficheiros capturados durante as impressões ópticas serão importados para o software CAD e o desenho da restauração será concluído. Os ficheiros são então transferidos para o software CAM e os dados são introduzidos na máquina de fresagem. O software CAM traduz automaticamente o modelo CAD num percurso de ferramenta para a máquina CNC. Atualmente, existem vários sistemas disponíveis para o fabrico de RDCD, que serão explicados em pormenor nos capítulos seguintes.

Fase III: Produção (fabrico assistido por computador)

Os ficheiros digitais que contêm o desenho protético são utilizados para construir as próteses finais através de técnicas de fabrico aditivas (RP) ou subtractivas (fresagem). A técnica subtractiva é a mais utilizada para o fabrico de DRCD.

Fresagem (Fabrico subtrativo)

A técnica de fabrico subtrativo envolve um processo de fresagem em que o modelo 3D pretendido é obtido a partir de um bloco de material, removendo os materiais extra através da utilização de máquinas-ferramentas motorizadas que cortam mecanicamente o bloco de material e atingem a geometria pretendida de acordo com o modelo digital concebido e controlado por um programa informático (maquinação CNC)[30 ,63] . O processo subtrativo para o fabrico de próteses digitais pode fresar a dentição e as bases das próteses como uma unidade (bloco monolítico) ou como uma base de prótese a partir de um único bloco sobre o qual são colados os dentes da prótese .[30]

As técnicas de fresagem dependem principalmente das propriedades do dispositivo, tais como a abordagem dimensional e as possibilidades de eixo de trabalho. [Com base no] número de eixos, são classificados como dispositivos de fresagem de 3 eixos, 4 eixos ou 5 eixos[17, 63] . O dispositivo de fresagem de 3 eixos refere-se a 3 direcções espaciais X, Y e Z e o dispositivo de fresagem de 4 eixos refere-se a 3 direcções espaciais X, Y e Z juntamente com uma ponte de tensão, e o dispositivo de fresagem de 5 eixos refere-se a 3 direcções espaciais X, Y, Z, ponte de tensão com fuso de fresagem[17] . As unidades de fresagem podem ser de fresagem a seco ou a húmido, dependendo dos materiais utilizados para o fabrico de próteses .[63]

Fabrico aditivo (impressão 3D-RP)

É o processo de juntar materiais camada sobre camada para formar um objeto a partir de dados de modelos 3D, sendo por isso descrito como fabrico aditivo. São necessários dados sob a forma de tomografia computorizada, dados de CBCT e dados de digitalização de superfícies ópticas intra-orais e/ou laboratoriais. Uma vez finalizado o desenho CAD, este é segmentado em imagens multi-slice. Por cada milímetro de material, existem 5-20 camadas em que a máquina coloca camadas sucessivas de material líquido ou em pó que são fundidas para criar a forma final. Existem muitas tecnologias de impressão diferentes, cada uma com as suas vantagens e desvantagens, e a principal diferença entre elas está relacionada com o desenvolvimento do plano que representa a componente vertical das restaurações. Algumas das técnicas normalmente utilizadas são o método de fotopolimerização em cuba/estereolitografia (SLA), jato de fotopolímero (PPJ), sinterização selectiva a laser (SLS), método de jato de ligante, processamento digital de luz (DLP) e modelação por deposição fundida (FDM) .[63]

Estereolitografia - A técnica SLA utiliza um laser de varrimento ultravioleta para a polimerização camada a camada de materiais para imprimir objectos em 3D. A técnica é utilizada para fabricar modelos dentários a partir de resinas líquidas sensíveis aos raios UV[17] . É amplamente utilizada no fabrico de padrões de próteses faciais, talas oclusais, padrões de resina de queima e frascos de investimento .[63]

Jato de fotopolímero (PolyJet/ProJet) - Utiliza uma série de cabeças de impressão de jato de tinta e pequenos pedaços de material são injectados no material de suporte para criar cada camada da peça a ser impressa em 3D. Em seguida, cada camada injectada é endurecida utilizando uma lâmpada UV, uma fonte de luz ou aquecimento. Esta técnica é utilizada para o fabrico de modelos dentários, guias de brocas cirúrgicas, alinhadores, padrões de cera e estruturas amovíveis a partir de resina e ceras dentárias .[17]

Sinterização selectiva a laser (SLS) - A tecnologia de fabrico de objectos a partir de pó utilizando um laser consiste em dois processos: sinterização selectiva a laser (SLS) e fusão selectiva a laser (SLM)[63] . DLMS/SLS é uma técnica baseada em pó em que um feixe de laser de alta potência atinge o pó, resultando na fusão das partículas de pó. Esta técnica é utilizada para o fabrico de modelos dentários, coifas e guias cirúrgicos a partir de crómio-cobalto, crómio-paládio e nylon[17] . O termo "Sinterização Selectiva por Laser" é utilizado no processamento de polímeros e cerâmicas, enquanto que no fabrico de metais e ligas são utilizados os termos "Fusão Selectiva por Laser" (SLM) ou "Sinterização Direta por Laser de Metal". Os polímeros utilizados neste processo têm pontos de fusão elevados (acima da temperatura de esterilização em autoclave) e excelentes propriedades materiais. Os objectos fabricados por esta técnica são utilizados como modelos de estudo anatómico, guias de corte e perfuração, modelos dentários e também utilizados para protótipos de engenharia/design .[63]

Método de jato de aglutinante - No método de jato de aglutinante, o pó é depositado e um aglutinante líquido é seletivamente jactoado e solidificado. As impressoras de aglutinante de pó (PBP) utilizam uma cabeça de jato de tinta modificada para jactar gotículas de líquido para infiltrar uma camada de pó. Um líquido pigmentado, que é maioritariamente água, é utilizado para se infiltrar no pó, que é maioritariamente gesso de Paris. Os modelos resultantes são úteis como modelos de estudo ou protótipos visuais, mas a precisão é limitada e os modelos são frágeis .[63]

Processamento digital de luz (DLP) - O DLP utiliza laser UV e luz visível para polimerização e é utilizado para o fabrico de modelos dentários, padrões de cera, estruturas parciais amovíveis e restaurações provisórias a partir de resinas sensíveis à luz visível, cera e materiais compósitos. Após a impressão do material, este é curado utilizando uma fonte de luz de díodo emissor de luz ou uma lâmpada. O PMMA também é utilizado na técnica DLP .[17]

Modelação por deposição fundida (FDM) - A FDM é uma das primeiras tecnologias de impressão 3D. Esta tecnologia funciona com base no princípio da extrusão de um material de filamento termoplástico através de um bocal aquecido e o material endurece imediatamente após a extrusão. Um material comummente utilizado é o polímero biodegradável ácido poliláctico (PLA). Este é o processo utilizado pela maioria das impressoras 3D "domésticas" de baixo custo. Permite a impressão de modelos anatómicos grosseiros sem demasiada complexidade - por exemplo, é possível imprimir uma mandíbula desdentada, mas não um maxilar detalhado. Estão disponíveis impressoras FDM mais caras e mais precisas, que têm aplicação no fabrico de modelos de estudo anatómico, mas têm pouca utilidade em medicina dentária ou cirurgia.

Todos os métodos utilizados para a impressão 3D partilham algumas caraterísticas que os distinguem do fabrico subtrativo. Essas caraterísticas são:

(i) Acumulação vertical incremental de objectos
(ii) Sem desperdício de material
(iii) Grandes objectos produzidos
(iv) Produção passiva (ou seja, sem aplicação de força)
(v) Produção de pormenores finos.

O fluxo de trabalho DRCD pode ser resumido nas seguintes etapas:

1. Digitalização de impressões finais ou moldes.
2. Digitalização do IOR com aros de cera oclusais ou dentaduras existentes ou duplicadas.
3. Criar o melhor ajuste entre a digitalização de moldes/impressão e a digitalização IOR.
4. Selecionar os pontos de referência anatómicos e os contornos da base necessários.
5. Definir as definições do plano oclusal/articulador, se aplicável.
6. Análise de modelos para o posicionamento dos dentes.
7. Personalização da disposição dos dentes e do desenho gengival.
8. Enviar para visualização ao laboratório/dentista para aprovação/experimentação (opcional).
9. Reorganização, se necessário/aprovação formal.

10. Fabrico de DRCD por fresagem ou impressão 3D, incluindo alvéolos dentários e colagem de dentes de prótese nos alvéolos fresados, ou fresagem de blocos monolíticos no DRCD como uma unidade única **(Figura 1.2)**.[57]

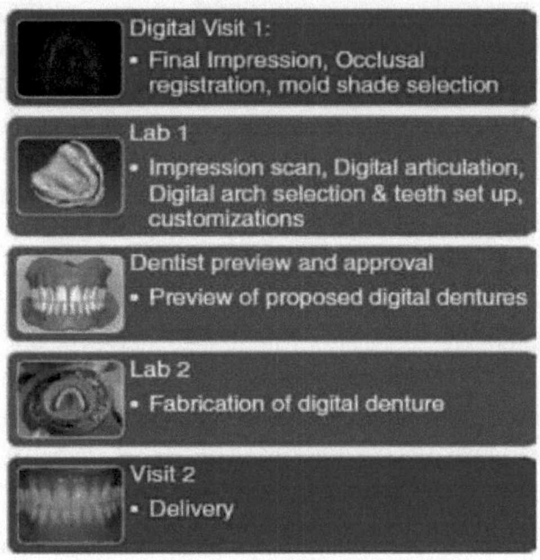

Figura 1.2. Fluxograma do fluxo de trabalho digital da RCP [57]

RESUMO

O DRCD está ainda na fase de desenvolvimento do movimento da tecnologia digital na medicina dentária. Será simplificado e a utilização desta tecnologia já está a expandir-se[57]. As próteses dentárias removíveis completas CAD/CAM têm sido registadas com resultados promissores e várias vantagens em relação às próteses fabricadas convencionalmente. O número de consultas clínicas necessárias pode ser tão reduzido como duas consultas, o que tem um impacto positivo tanto para os pacientes como para os médicos. Além disso, o depósito de dados digitais permite o fabrico fácil de próteses de substituição no caso de estas se perderem ou danificarem[30]. Os mesmos fundamentos da RCD combinados com a tecnologia digital devem ser aplicados para o fabrico bem sucedido da DRCD.[57]

2. Digitalização e impressões

A digitalização intra-oral tem sido utilizada em pacientes dentados há décadas e é atualmente utilizada com sucesso para fabricar uma estrutura de prótese parcial removível que demonstra retenção e estabilidade[50] . No entanto, a digitalização de próteses completas é um processo desafiante, considerando que a medicina dentária total é efectuada em áreas edêntulas, onde é difícil obter impressões de superfície precisas e avaliar os valores de VD e CR utilizando apenas métodos digitais[62] . Por conseguinte, muitos estudos utilizaram aditivos tecidulares, tais como pasta indicadora de pressão (PIP) e marcadores de resina composta, para melhorar a capacidade dos scanners intra-orais para captar a área palatina das arcadas maxilares edêntulas[50,62] . A combinação de todos os dados ainda não é simples e requer pontos de referência comuns nos conjuntos de dados. Num paciente dentado, os dentes são o elo comum. No entanto, para pacientes edêntulos, é necessário um objeto artificial para a fusão de dados e alinhamento[76] . Os actuais sistemas de prótese CAD-CAM também começam com métodos analógicos através da digitalização de impressões ou moldes definitivos utilizando scanners de laboratório e esta técnica é amplamente utilizada no fabrico de DRCD[66] > .[62]

5.1 Métodos de digitalização para DRCD:

As impressões digitais podem ser efectuadas por 2 métodos.

A. Digitalização extra-oral de impressões convencionais com scanners de secretária.

B. Digitalização intra-oral da arcada desdentada utilizando o IOS.

A. <u>Procedimento de digitalização extra-oral:</u>

A técnica seguinte inclui todos os passos necessários para produzir impressões definitivas maxilares e mandibulares das arcadas edêntulas de forma a permitir a aplicação da tecnologia CAD/CAM.

Moldes de impressão

As impressões de edêntulos podem ser efectuadas utilizando uma moldeira personalizada **(Fig. 2.1A)** ou uma moldeira de reserva que pode ser moldada para se adaptar à forma da arcada de cada paciente e fornecer as extensões de bordo necessárias. As novas moldeiras termoplásticas desenvolvidas pelo Dr. Stephen Wagner estão disponíveis na Vident, Brea, Califórnia **(Fig. 2.1B)** e foram especificamente concebidas para pacientes edêntulos. São vantajosas para esta técnica, uma vez que as moldeiras podem ser adaptadas à forma da arcada edêntula, amolecendo cada moldeira num banho de água a 80°C (180°F) durante 1 minuto (não é necessário temperar) e adaptando-a depois intraoralmente para se ajustar aos contornos específicos da arcada edêntula de cada doente. No estado amolecido, os bordos da moldeira podem ser aparados com uma tesoura se as extensões precisarem de ser encurtadas. Da mesma forma, o material amolecido pode ser esticado ou adicionado quando a moldeira precisa de ser alargada para alcançar os pontos de referência desejados. Depois de a moldeira ter sido personalizada para se adaptar à arcada, apenas os bordos são amolecidos e a musculatura do paciente é activada para moldar os bordos amolecidos **(Fig. 2.1C).**

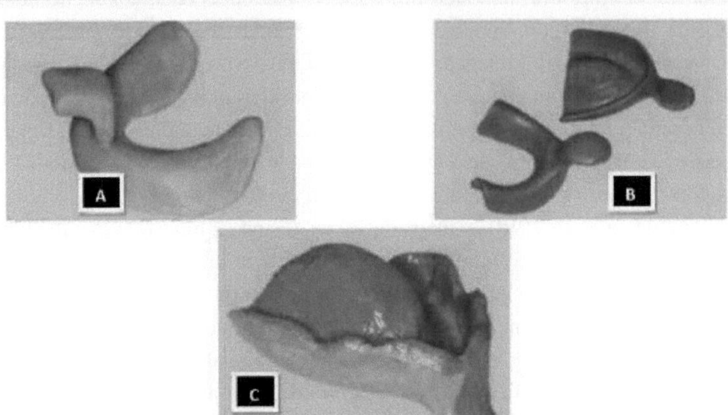

Figura 2.1 A. Moldeira de impressão mandibular em resina acrílica personalizada. A pega da moldeira é fabricada de modo a estender-se verticalmente a partir da crista do rebordo anterior e depois gira anteriormente para passar através dos lábios com interferência mínima na musculatura oral. B. Moldeiras moldáveis para maxilar e mandíbula. C. A moldeira maxilar foi amolecida em água quente e moldada intra-oralmente para se ajustar à forma da maxila edêntula. Em seguida, foi moldada nos bordos e revestida com adesivo de polisiloxano vinílico, em preparação para a moldagem definitiva do maxilar,

Moldagem mandibular

Depois de a moldeira de impressão ter sido selecionada (moldeira personalizada ou de reserva) e conformada

para a boca do paciente, é efectuada a moldagem dos bordos. Um material de moldagem de vinilpolissiloxano (VPS) de corpo médio é recomendado para este procedimento porque a moldagem completa pode ser removida da boca e reposicionada intra-oralmente várias vezes sem alterar adversamente o material polimerizado e as extensões dos bordos. O material de impressão de corpo leve é então utilizado para completar a impressão mandibular final **(Fig. 2.2 A).**

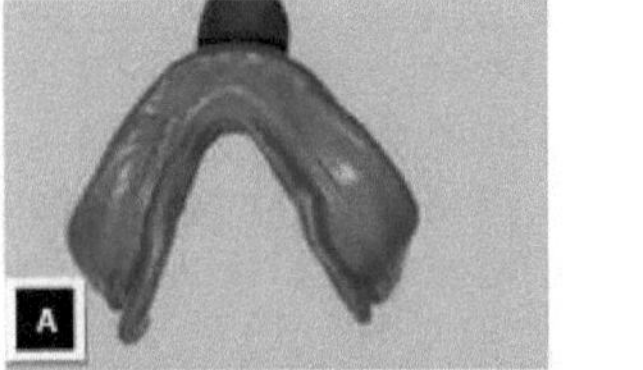

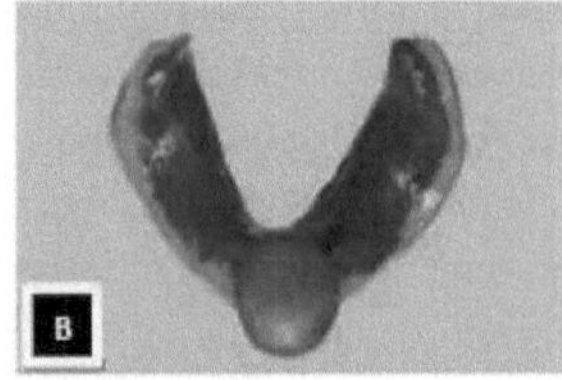

Figura 2.2A. Moldagem mandibular em vinil polisiloxano efectuada com a moldeira moldável apresentada em **2.2 B.** Bisturi utilizado para remover o material de moldagem que escorreu sobre a crista do rebordo da moldeira. Superfície oclusal exposta da moldeira revestida com adesivo.

A técnica de moldagem da zona neutra posterior mandibular

Quando a moldagem dos bordos e a impressão definitiva estiverem concluídas, é

efectuada uma impressão da zona neutra de acompanhamento na superfície oclusal da moldeira, removendo o material de impressão que possa ter-se estendido para a superfície oclusal da moldeira e revestindo a moldeira com adesivo **(Fig. 2.2B).** É fundamental preservar o material de moldagem mais próximo dos bordos da moldeira, uma vez que este registou a forma da mucosa bucal de contacto correspondente. O material de moldagem de polissiloxano vinílico de corpo médio é então dispensado ao longo de toda a superfície oclusal da moldeira, de cada área das almofadas retromolares da moldeira até à pega, a uma altura vertical suficiente para atingir o nível do centro das almofadas retromolares bilateralmente **(Fig. 2.2C).** A impressão foi imediatamente colocada intra-oralmente e foi pedido ao doente que engolisse 3 vezes seguidas, enquanto pressionava os lábios em conjunto e pressionava a língua lateralmente contra os lábios e as bochechas. Estes movimentos da boca e da língua activam a musculatura oral e comprimem o material de impressão entre os músculos do lábio inferior, das bochechas e da língua, registando assim a localização da zona neutra posterior. Após completar estes movimentos, o paciente é instruído a relaxar a mandíbula e a língua. A impressão pode ser removida num espaço de tempo tão curto como 2 minutos, se necessário, para conforto do doente. Se o material não tiver polimerizado completamente, terá sido desenvolvida viscosidade suficiente para estabelecer a forma desejada da zona neutra. A deglutição repetida e a compressão resultante do material de moldagem entre a língua
e as bochechas extrudam o material de moldagem oclusalmente **(Fig. 2.2D).**

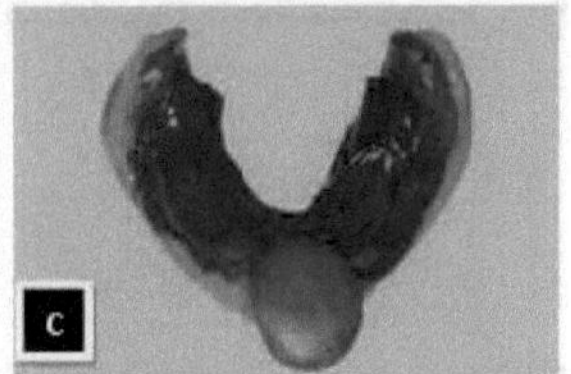

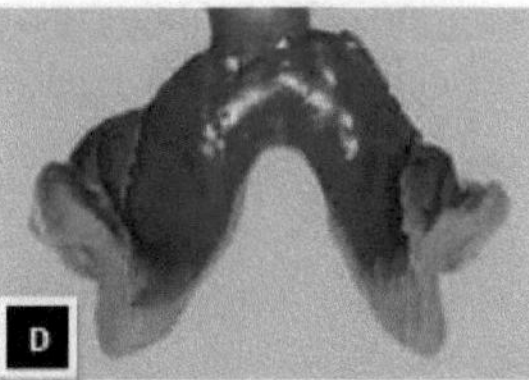

2.2C. O polisiloxano vinílico de corpo médio foi aplicado na superfície oclusal da moldeira e estendido oclusalmente até ao nível do centro das almofadas retromolares. **2.2D.** O paciente é instruído a engolir 3 vezes enquanto pressiona os lábios em conjunto, extrudindo assim o material de moldagem oclusalmente em resultado da contração muscular.

Os bordos laterais da língua criam normalmente uma depressão na superfície lingual do material de impressão. São de esperar diferenças na forma das depressões, dadas as variações de pressão registadas pela língua contra os molares mandibulares. Utiliza-se um bisturi para cortar o material numa direção faciolingual na profundidade da depressão **(Fig. 2.2E).** A experiência tem mostrado que o aspeto mais profundo da depressão lingual está tipicamente localizado verticalmente à volta do centro das almofadas retromolares, um nível que é útil para aproximar a altura do plano oclusal mandibular. Depois de seccionar a impressão da zona neutra, forma-se uma plataforma oclusal plana que representa a localização faciolingual da zona neutra posterior e fornece um guia fisiológico para o posicionamento dos dentes posteriores **(Fig. 2.2F).**

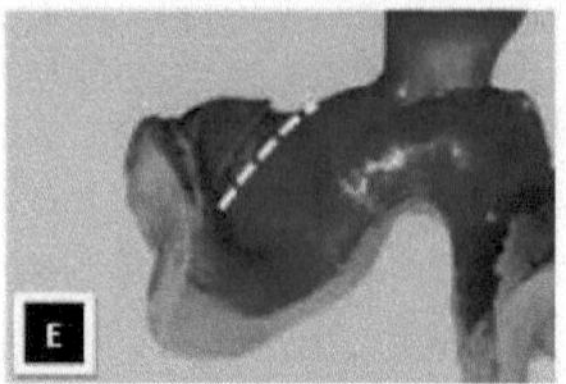

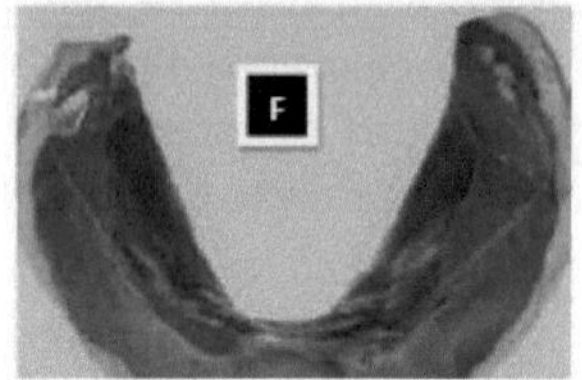

2.2E. A linha tracejada mostra a profundidade da depressão da língua utilizada para aparar o material de impressão.
2.2F. Material de moldagem aparado na profundidade da depressão da língua lingual, localizando assim a zona neutra identificada pela área plana.

Impressões de posicionamento de dentes anteriores mandibulares

Por vezes a pega da moldeira mandibular interfere com a morfologia lingual do aspeto anterior da impressão da zona neutra. Quando isso ocorre, a alça da moldeira deve ser removida juntamente com qualquer material de moldagem que possa estar cobrindo o aspeto oclusal da moldeira na área onde os dentes anteriores mandibulares estarão localizados **(Fig. 2.3A).** Aplica-se o adesivo do material de moldagem e distribui-se o material de moldagem de corpo médio sobre esta região anterior exposta **(Fig. 2.3B),** coloca-se a moldeira intra-oralmente e instrui-se o paciente para engolir uma vez e depois pronunciar as letras "Q" e "U" 3 vezes consecutivas para moldar a área lingual **(Fig. 2.3C).** Depois de o doente ter completado estes sons, o lábio inferior é agarrado e puxado facialmente para que a impressão possa ser removida sem que o lábio desloque o material de impressão. Embora a pressão do lábio em repouso contra essa área seja leve (média de 0,9 kPa), ela ainda é capaz de deslocar o material de moldagem não polimerizado.

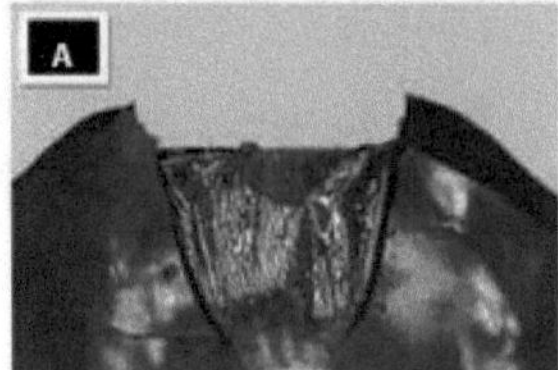

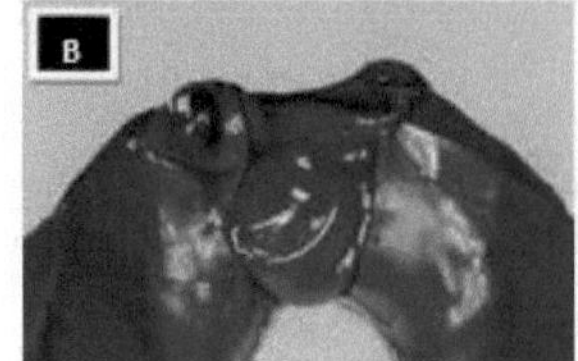

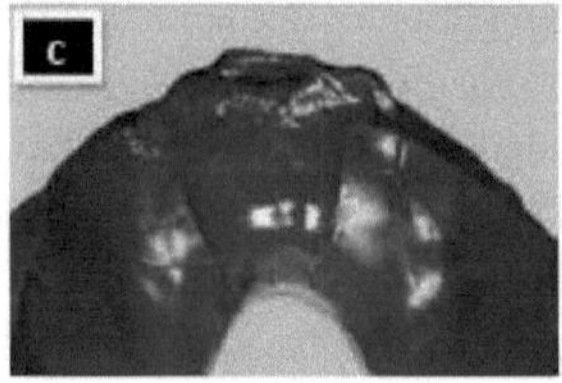

Fig. 2.3A Retirar a pega da moldeira e o material de moldagem lingual. Aplicar o adesivo.
2.3B. Material de moldagem aplicado. 5.3C Moldagem do material de impressão pronunciando as letras "Q" e "U".

Também é possível formar o aspeto anterior-facial da moldeira de impressão cortando o material de impressão facial sem perturbar a forma lingual e aplicando adesivo **(Fig. 2.4A).** Depois de distribuir o material de moldagem de corpo médio e voltar a colocar a moldeira, pede-se ao doente para pronunciar as letras "Q" e "U" 3 vezes seguidas e depois dizer a palavra "Natal" 3 vezes. Assim que o paciente terminar de pronunciar a palavra "Natal", o lábio inferior é afastado anteriormente do material de moldagem e a moldeira é removida para que o material anterior possa polimerizar sem ser deslocado pelo lábio inferior. Quando a polimerização estiver concluída, o material é aparado de modo a ficar ao nível das áreas posteriores da zona neutra **(Fig. 2.4B).** A produção dos sons necessários para formar as letras "Q" e "U", e dizer a palavra "Natal", ativa os músculos do queixo, bem como os músculos associados ao ângulo mentolabial. Estes movimentos faciais, por sua vez, criam a forma da base da prótese anterior mandibular.

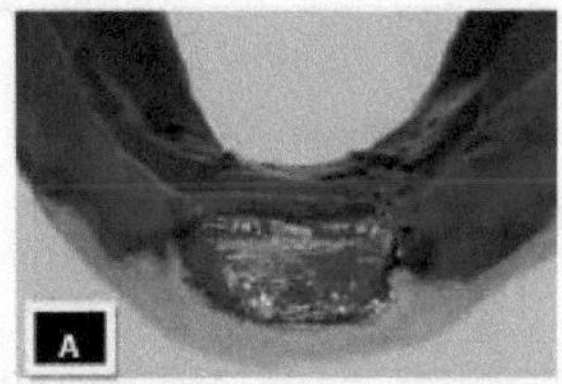

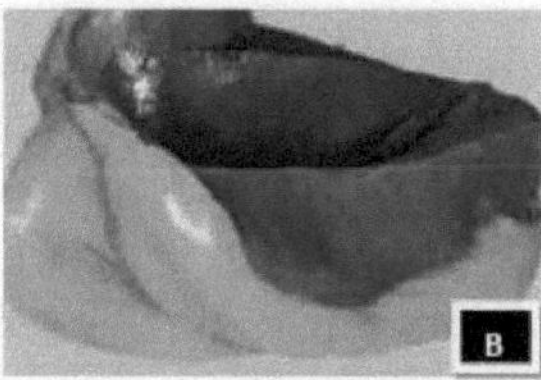

Fig 2.4A, Material de moldagem facial removido. 5.4B, Aspeto do material de moldagem facial após a moldagem, pronunciando as letras "Q" e "U" e dizendo a palavra "Natal".

Moldagem dos maxilares

Tal como acontece com a mandíbula, as impressões dos maxilares edêntulos podem ser efectuadas com uma moldeira personalizada ou de stock. A extensão posterior da moldeira é determinada pela localização da linha vibratória que delineia a transição entre o tecido imóvel do palato duro e o tecido móvel do palato mole. Esta linha é localizada pedindo ao doente que diga "Ahh" e marcando a junção entre o tecido mole móvel e fixo com um lápis ou marcador indelével. Aparar ou esticar a moldeira de modo a que o seu bordo posterior coincida com a localização e a forma desta linha vibratória. A profundidade a que o tecido mole anterior à linha vibratória pode ser deslocado determina a profundidade do selamento palatino posterior.

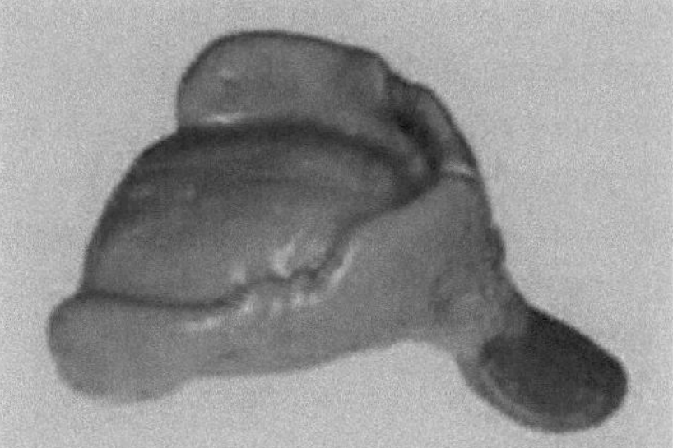

Fig 2.5 Impressão maxilar efectuada com a moldeira moldada com rebordo apresentada na Figura **2.1C.**

A espessura palatina da moldeira de impressão maxilar deve ser suficiente para garantir a rigidez da moldeira, mas não deve ser excessiva. É preferível uma espessura de 2 mm. Esta dimensão é crítica para que a espessura da moldeira não interfira com o desenvolvimento dos contornos palatinos, uma vez que a fala do paciente será usada para produzir movimentos da língua que, por sua vez, moldam o material de impressão de polissiloxano de vinil de corpo médio (VPS) que será aplicado na superfície do cameo da porção palatina da moldeira. A impressão maxilar é efectuada para registar com precisão a morfologia da crista edêntula e as extensões dos bordos. Na superfície facial da moldeira, o material de impressão de corpo leve deve ser estendido o mais possível para além dos bordos (flanges) através de movimentos musculares e manipulativos efectuados durante a moldagem dos bordos. É através deste processo que o tecido que contacta com as superfícies faciais da dentadura é formado **(Fig. 2.5)**. Se existirem áreas na superfície facial da moldeira onde a morfologia da superfície do camafeu não foi completamente registada, deve ser aplicado mais adesivo de moldeira na(s) área(s) afetada(s), seguido de uma camada fina de material de moldagem adicional de corpo leve.

Utilização da língua durante a fala para registar a morfologia palatal

A língua pode mudar a sua posição mais do que qualquer outro órgão, variando a sua forma e tamanho interminavelmente. Na fala, a língua é o principal articulador das consoantes, contactando com regiões específicas do palato duro, do rebordo alveolar e dos dentes durante a fala. A língua também muda de posição e forma para pronunciar cada vogal. Assim, ao registar os contornos do palato, é vital captar os movimentos da língua durante a fala, porque a pressão resultante exercida pela língua no palato pode ser utilizada com vantagem para produzir palatogramas.

Um palatograma é definido como uma representação gráfica da área de contacto entre a língua e o palato durante a fala. Também tem sido descrito como um "mapa do palato que indica todas as áreas de contacto da língua durante a produção de diferentes sons utilizados na fala normal". Como resultado, os palatogramas são utilizados para avaliar a natureza do contacto língua-palato que ocorre durante a fala. Atribui-se a Oakley Coles o desenvolvimento da técnica, pintando a sua língua com uma mistura de goma e farinha e examinando-a depois de falar para determinar onde tinha contactado com o palato. Ao fazer palatogramas, é importante notar que o grau de pressão da língua e a área de contacto entre a língua e o palato variam consideravelmente, dependendo dos sons que estão a ser produzidos. Por isso, é importante utilizar uma vasta gama de sons conhecidos por produzirem contacto língua-palato. As consoantes alveolares linguais são exemplos de sons-chave que podem ser usados para registar a morfologia palatal. Além disso, uma vez que foi proposto que os testes de uma só palavra não são fiáveis quando se avalia a fonética, o doente deve ler frases em voz alta que abranjam a gama de sibilantes (/s/, /z/, /sh/, / zh/, /ch/ e /j/) e outros sons que produzem contacto entre a língua e o palato **(Fig. 2.6)**.

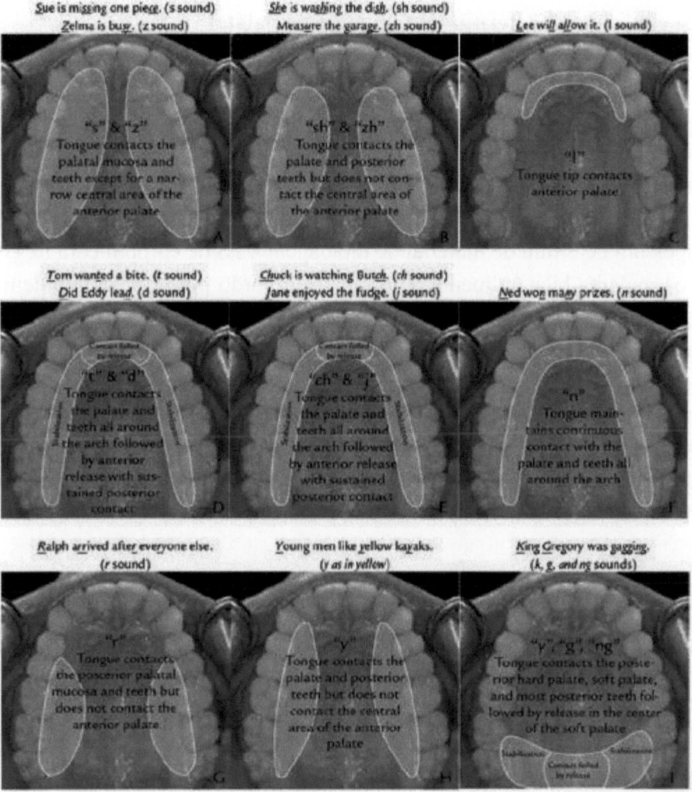

Fig 2.6 A, Imagem clínica que mostra a área de contacto entre a língua, os dentes e o palato quando os sons /s/ e /z/ são pronunciados nas frases de estímulo que se encontram no topo da imagem. B, Imagem mostrando a área de contacto quando os sons /sh/ e zh/ são pronunciados. C, Imagem que mostra a área de contacto quando o som /1/ é pronunciado . D, Imagem que mostra a área de contacto quando os sons /t e d são pronunciados. E, Imagem que mostra a área de contacto quando os sons /ch/ e /j/ são pronunciados. F, Imagem que mostra a área de contacto quando o som /n é pronunciado. G, Imagem que mostra a área de contacto quando o som r é pronunciado. H, Imagem mostrando a área de contacto quando o som y como em "amarelo" é pronunciado. I, Imagem mostrando a área posterior de contacto entre a língua, os dentes e o palato duro/mole quando os sons /κ/, /g/ e /ng/ são pronunciados.

Técnica clínica para determinar a morfologia palatal

A morfologia do palato é registada colocando material de impressão de polissiloxano vinílico (VPS) de corpo médio na superfície do palato, substituindo a impressão intra-oralmente e instruindo o doente para ler as frases de estímulo em voz alta. É aconselhável ensaiar este passo com a impressão na boca do doente, mas antes de injetar o material de impressão na moldeira.

Primeiro, o aspeto posterior da moldeira é desbastado e, em seguida, é colocada uma espessura de 3 mm de material de moldagem VPS de corpo médio na área dos segundos molares bilateralmente e ao longo do bordo posterior da moldeira **(Fig. 2.7A).** O aspeto posterior do palato é desenvolvido primeiro na área dos segundos molares, ao mesmo tempo que a extensão posterior do palato mole é formada pela colocação de material de moldagem de corpo médio nessa área da moldeira. O paciente é instruído a ler a seguinte frase 3 vezes: "O Rei Gregório está a engasgar-se". A pronúncia das palavras desta frase faz com que a língua molde foneticamente o material de impressão **(Fig. 2.7B),** definindo assim a região do segundo molar juntamente com a extensão palatina posterior.

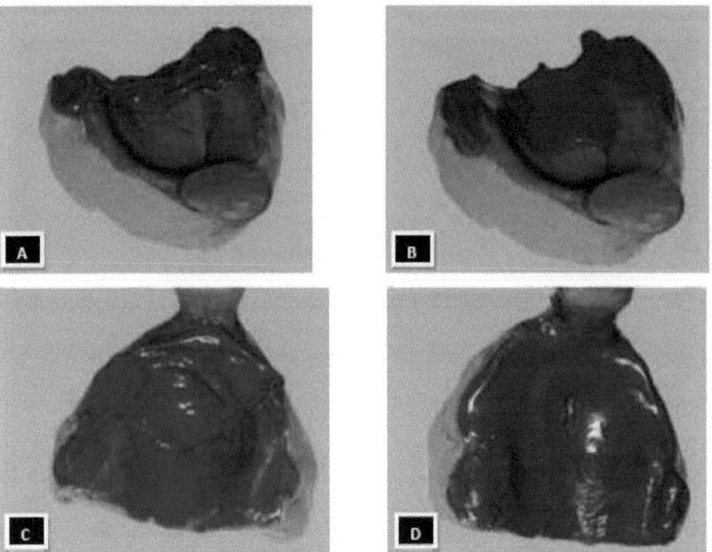

Fig 2.7A, Material de moldagem de polivinil siloxano de corpo médio aplicado posteriormente para que a língua possa moldar o material durante a fala. B, Material de moldagem moldado pelo paciente ao ler a frase de estímulo "King Gregory is gagging". C, Material de moldagem aplicado na parte anterior da moldeira. **D,** Material de moldagem moldado pelo paciente ao ler as frases de estímulo.

Em segundo lugar, para capturar a forma remanescente da inclinação palatina, uma camada de 3 mm de espessura de material de moldagem de corpo médio é dispensada no restante do palato **(Fig. 2.7C).** O doente é imediatamente instruído para ler as frases de estímulo em voz alta e depois repetir pela mesma ordem para completar a forma da inclinação lingual do palato **(Fig. 2.7D).**

Não existem sons da fala que estabeleçam os contornos da porção central do palato.

Esta parte da base da prótese é formada produzindo uma transição suave entre a morfologia palatina previamente desenvolvida num lado da arcada com o contorno palatino correspondente no lado oposto da arcada e desenvolvendo a espessura apropriada na área central do palato nas impressões digitalizadas. A impressão é digitalizada utilizando scanners de secretária ou scanners intra-orais e os dados são armazenados no formato de ficheiro STL padrão.

Técnica clínica para determinar as posições dos dentes anteriores do maxilar

As localizações faciolingual e cervical dos incisivos dos dentes protéticos anteriores do maxilar têm sido tradicionalmente determinadas através da visibilidade dos dentes e do apoio labial. Para determinar as posições dos dentes anteriores com estas guias, a pega da moldeira é removida juntamente com o material de impressão localizado sobre o aspeto oclusal da moldeira onde os dentes anteriores serão posicionados. Depois de aplicar o adesivo da moldeira, o material de moldagem de polissiloxano vinílico de corpo médio é colocado sobre a área da crista do rebordo anterior **(Fig. 2.8A)** e o doente é instruído a pronunciar a palavra "obrigado" seguida da pronúncia da letra "V". Esta combinação é pronunciada 3 vezes e depois a palavra "obrigado" é repetida mais 3 vezes. Ao pronunciar a palavra "obrigado", a língua molda o aspeto lingual do material de impressão e ajuda a localizar a posição faciolingual aproximada das superfícies linguais dos dentes anteriores **(Fig. 2.8B).**

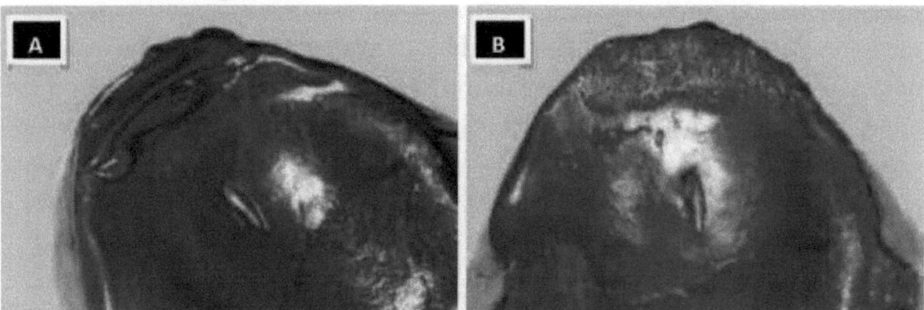

Fig 2.8A, Alça da moldeira maxilar removida juntamente com o material de impressão polimerizado. Material de moldagem de polisiloxano vinílico de corpo médio colocado na área antero-lingual. **B,** O paciente pronunciou a palavra "obrigado" e a letra "V" no material de moldagem.

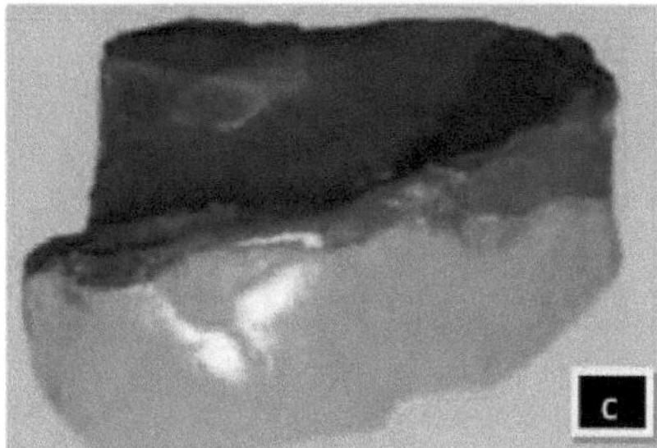

Fig. 2.8C, Material de moldagem polimerizado removido anteriormente, material de corpo médio depositado na área e o paciente pronunciou as letras "Q" e "U" para moldar o aspeto facial anterior da

moldagem.

A pronúncia da letra "V" ajuda a identificar o comprimento incisal do material de moldagem, estabelecendo assim a localização aproximada do bordo incisal dos incisivos centrais superiores. Depois de concluído o exercício de pronúncia, o doente é instruído a relaxar a língua e os lábios durante alguns segundos. O lábio superior é então agarrado suavemente e puxado facialmente para que toda a impressão maxilar possa ser removida sem perturbar qualquer material de impressão não polimerizado. Após a polimerização do material de impressão, a metade facial do material de impressão anterior é removida para expor a moldeira, a área é revestida com adesivo e o material de impressão é depositado no recesso. O doente é instruído para pronunciar as letras "Q" e "U" 3 vezes e depois relaxar a língua e os lábios durante alguns segundos para que o lábio superior possa assentar contra o material de impressão e estabelecer uma posição antero-posterior aproximada para os dentes anteriores superiores. O lábio superior é então agarrado e puxado facialmente para que a impressão possa ser removida sem perturbar o material de impressão incompletamente polimerizado **(Fig. 2.8C).**

Dimensão vertical oclusal, posicionamento dos dentes e registos interoclusais

A dimensão vertical oclusal é estabelecida utilizando qualquer um dos vários métodos adequados e são colocadas marcas na pele para referência futura. As impressões maxilares e mandibulares são utilizadas como bases de registo para estabelecer a dimensão vertical oclusal e efetuar registos interoclusais. As impressões são colocadas simultaneamente para avaliar a quantidade de material de impressão e de moldeira que normalmente tem de ser removido posteriormente porque interfere com o fecho mandibular correto na dimensão vertical oclusal estabelecida. Após o encerramento completo sem interferência entre as duas moldagens, é utilizado um bisturi para criar entalhes no material de moldagem e no material da moldeira exposto, se presente **(Fig.
2.9A).** A impressão maxilar é colocada intra-oralmente para que a linha média possa ser marcada na impressão com um marcador permanente e o espaço do corredor vestibular possa ser
avaliadas **(Fig. 2.9B).**

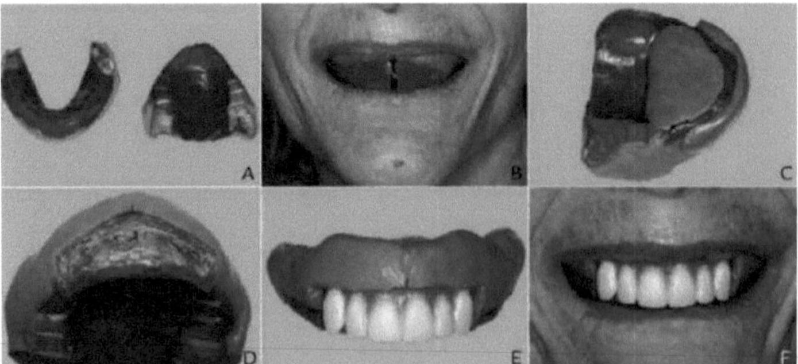

Fig. 2.9A, Moldes do maxilar e da mandíbula aparados de modo a que as áreas posteriores não interfiram umas com as outras quando o paciente fecha na dimensão vertical oclusal selecionada. B, Linha média

marcada na impressão do maxilar e corredor vestibular avaliado. C, Índices de massa de vidraceiro feitos sobre o aspeto anterior lubrificado da impressão maxilar. D, Material de moldagem anterior cortado e espátula de cera quente usada para remover o material da moldeira, abrindo espaço para os dentes anteriores. E, Dentes anteriores do maxilar dispostos. F, Avaliação clínica dos dentes anteriores do maxilar.

Os seis dentes protéticos anteriores maxilares selecionados na consulta de diagnóstico inicial são colocados na área agora ocupada pelo material de impressão. O tamanho, a forma e a cor dos dentes são verificados. Tal como nas técnicas tradicionais de prótese total, podem ser selecionados dentes diferentes, caso seja necessário efetuar uma alteração. Uma vez dispostos, as posições dos dentes anteriores são verificadas intra-oralmente quanto à fonética correta e modificadas conforme necessário para satisfazer os requisitos estéticos do doente **(Fig. 2.9F).** Os dentes anteriores identificam a orientação mediolateral do plano oclusal e, juntamente com o material de moldagem posterior, orientam a angulação anteroposterior do plano oclusal.

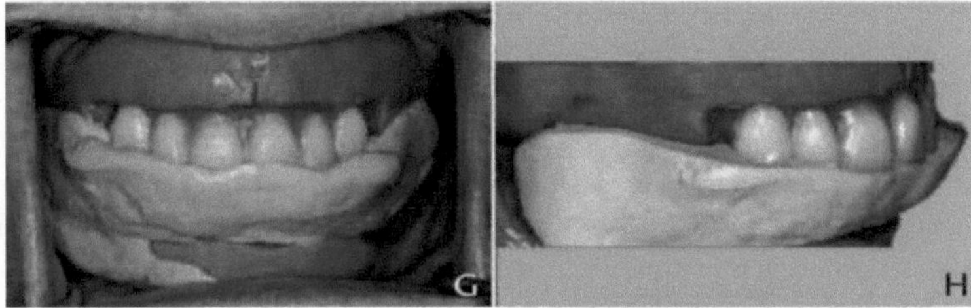

Fig 2.9G, Material do registo interoclusal colocado sobre impressões lubrificadas com o paciente a ocluir na dimensão vertical oclusal apropriada. H, Impressões e registo interoclusal removidos da boca e registo aparado para que a intercuspidação possa ser verificada.

As superfícies de oclusão das impressões entalhadas são revestidas com uma camada fina de vaselina. Em seguida, as 2 moldagens são reposicionadas clinicamente e uma pequena quantidade de cera mole é colocada em áreas selecionadas do material de moldagem entalhado, conforme necessário, de modo a que o encerramento mandibular na dimensão vertical oclusal estabelecida resulte num posicionamento estabilizado das moldagens contra o tecido edêntulo arcadas. Um material de registo interoclusal de vinil polissiloxano é injetado intra-oralmente para que possa fluir para as superfícies oclusais entalhadas e à volta dos dentes. A mandíbula do paciente é então imediatamente guiada para a sua posição de contacto retruída (Relação Cêntrica) e a mandíbula é fechada até à dimensão vertical oclusal apropriada, onde é mantida imóvel até que o material do registo interoclusal esteja completamente polimerizado **(Fig. 2.9G).** Um registo interoclusal protrusivo também pode ser feito utilizando as impressões entalhadas.

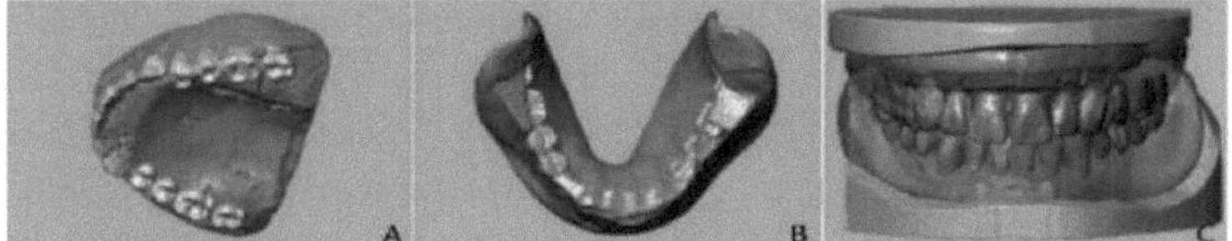

Fig 2.10A, Digitalização da impressão maxilar. **B, Digitalização** da impressão mandibular. **C,** Dentes

dispostos nas impressões digitalizadas em moldes virtuais montados na dimensão vertical oclusal.

A técnica convencional de moldagem de boca aberta está validada e é amplamente utilizada no fabrico de próteses completas, mas é morosa e requer informações adicionais sobre a VD, CR e posição do dente anterior. Por conseguinte, é vantajoso aplicar uma técnica de moldagem de boca fechada para a digitalização de próteses completas. A técnica de moldagem de boca fechada envolve a realização de uma moldeira individual contendo um rebordo oclusal no modelo preliminar e, subsequentemente, a moldagem definitiva, na qual os rebordos oclusais do maxilar e da mandíbula estão em contacto um com o outro; o VD e o CR provisórios são determinados simultaneamente. Este método tem a vantagem de reduzir o número de visitas à clínica, uma vez que a impressão definitiva pode ser obtida através de uma relação intermaxilar definitiva .[62]

As impressões e o registo interoclusal são removidos da boca para que o fio possa ser aparado e a intercuspidação exacta das 2 impressões possa ser verificada extraoralmente **(Fig. 2.9H)**. Nesta fase, as impressões e o registo interoclusal são digitalizados, os dentes são dispostos virtualmente nas impressões digitalizadas (Fig. 5.10A-C) e as superfícies das bases são refinadas no computador. Os dados resultantes são armazenados em formato STL e depois exportados para uma máquina de fresagem para o fabrico das próteses.

Adicionalmente, foi desenvolvida uma técnica de selagem palatina posterior através da qual é criada uma selagem "esculpindo-a" no molde virtual com base em medições clínicas que identificam a localização, forma e profundidade adequadas da selagem **(Fig. 2.11A)**. A forma criada no molde virtual é então aplicada à imagem digitalizada da impressão, de modo a que um selo esteja presente na prótese fresada **(Fig. 2.11B)** .[62]

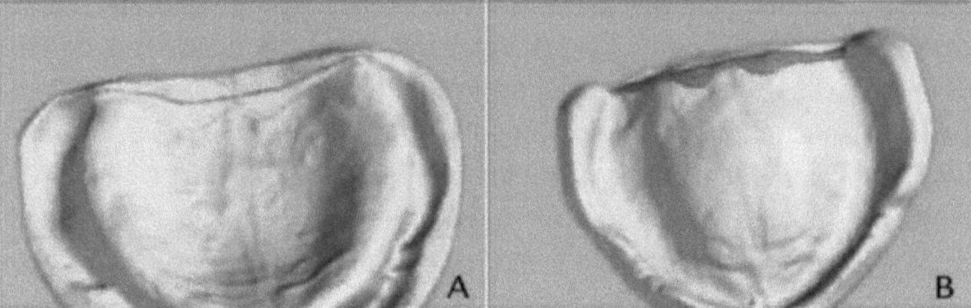

Fig 2.11A, Molde virtual do maxilar com selagem palatina posterior "esculpida" no molde com base em medições clínicas. B, Selagem aplicada à digitalização da impressão maxilar.

Técnica AvaDent para um selamento palatino posterior - é identificada a linha de vibração e a área de selamento localizada anteriormente, onde a profundidade do tecido palatino pode ser comprimida. Estas áreas são marcadas e depois transferidas para a impressão. O método tradicional de marcar o molde definitivo do maxilar para estabelecer a área de selagem palatina posterior não é utilizado com as próteses maxilares CAD/CAM, porque não existe um molde físico. A cera pode ser aplicada nas áreas da impressão onde é necessário um selamento palatino posterior e a cera pode ser construída até uma altura que corresponda à profundidade desejada do tecido compressível. Propõe-se que a altura da cera seja metade ou menos da profundidade de compressibilidade do tecido .[8]

DIGITALIZAÇÃO INTRA-ORAL E IMPRESSÕES

A digitalização intra-oral tem sido utilizada em pacientes dentados durante décadas e pode agora ser utilizada com sucesso para fabricar uma estrutura de prótese parcial removível com retenção e estabilidade[50] . A digitalização de arcadas edêntulas pode ser melhorada através da utilização de aditivos de tecido, tais como pasta indicadora de pressão (PIP) e marcadores de resina composta, para melhorar a capacidade dos scanners intra-orais para captar a área palatina das arcadas maxilares edêntulas .[50,62]

Procedimento

Para fazer impressões intra-orais digitais da maxila edêntula, pode ser fabricado um retractor de digitalização universal especializado **(Fig. 2.12).** É utilizado para retrair os tecidos móveis dos lábios, bochechas e vestíbulo[44] . Tem uma estrutura construída em fio de alumínio com uma pega ligada suficientemente flexível para permitir a mudança de forma necessária para que a estrutura se encaixe na área vestibular. A espessura da estrutura deve ser suficiente para proporcionar rigidez ao retractor, mas não deve ser excessiva. A forma da armação em ambos os lados posteriores é plana, permitindo a aplicação da armação para além da extremidade distal do processo alveolar. A pega estende-se verticalmente a partir da estrutura na região do canino e gira anteriormente para passar sobre o lábio com interferência mínima na musculatura oral. A pega,

que está localizado na região do canino, permite que a cabeça de digitalização se mova dos segmentos anteriores para os posteriores do rebordo alveolar sem interferência .[64]

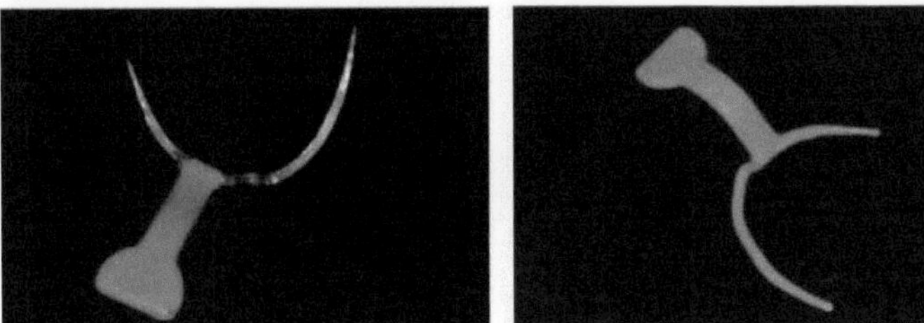

Fig 2.12 Retractor de digitalização especializado para impressões digitais dos maxilares edêntulos.

Antes da digitalização intra-oral, o retractor de digitalização é dobrado e adaptado intra-oralmente para se ajustar aos contornos da arcada edêntula do paciente. A estrutura deve ser estendida bucalmente o mais possível para digitalizar a superfície vestibular ou labial da crista edêntula. Após o contorno do retractor de digitalização, as impressões digitais intra-orais são adquiridas utilizando um scanner intra-oral. Primeiro, o rebordo edêntulo é limpo e completamente seco de saliva. O retractor de digitalização é então posicionado na mandíbula edêntula de modo a que a estrutura empurre o vestíbulo mais para baixo. Este movimento expõe a crista edêntula para captar a maior quantidade de área de superfície do vestíbulo **(Fig. 2.13)**. A digitalização é efectuada retraindo o lábio e a bochecha com a própria cabeça do scanner, enquanto estica e fixa a área vestibular com a estrutura metálica do retractor .[44]

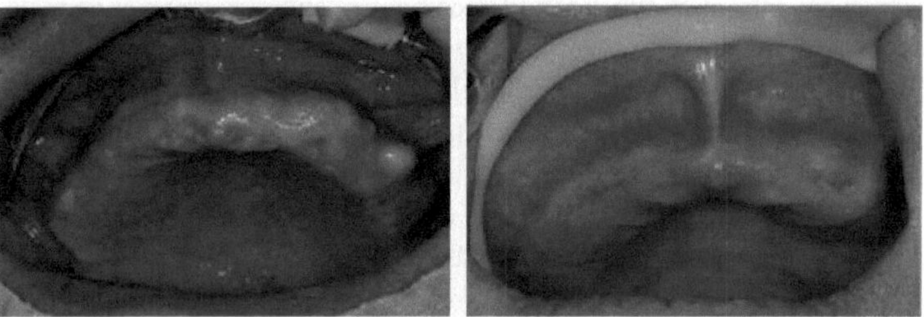

Fig. 2.13 Retractor de varrimento posicionado na maxila edêntula.

O percurso utilizado para digitalizar o maxilar edêntulo começa com a crista da crista, estende-se depois para cobrir a área palatina e, finalmente, capta os vestíbulos bucal e labial **(Fig. 2.14a)**. Primeiro, digitalizar um terço do maxilar superior do lado esquerdo, começando na área distobucal, movendo a cabeça do scanner num ziguezague lento em direção à área anterior e regressando às áreas palatinas moles. Em segundo lugar, digitalizar outro terço do maxilar superior no meio, começando nas áreas palatinas moles, movendo a cabeça do scanner num ziguezague lento em direção às áreas anteriores e regressando às áreas palatinas moles. Finalmente, digitalizar o restante um terço do maxilar superior, começando nas áreas palatinas moles, movendo a cabeça do scanner num ziguezague lento em direção às áreas anteriores, seguindo o lado palatino da crista e regressando às áreas distobucais no lado direito .[64]

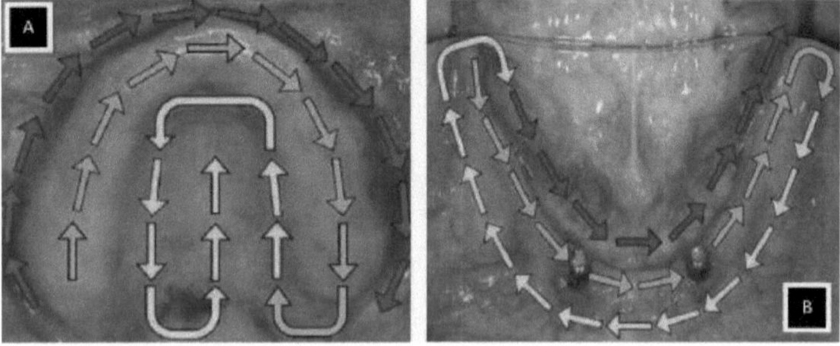

Fig 2.14 (A) Sugestão de trajetória de digitalização para a arcada maxilar. **(B)** Sugestão de trajetória de digitalização para a arcada mandibular.

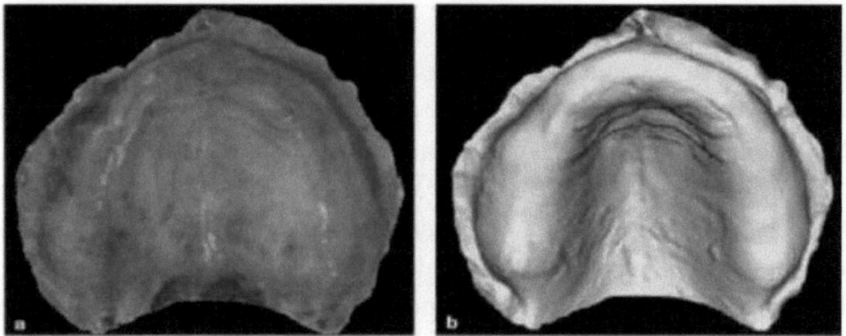

Fig 2.14 (a) Digitalização intra-oral da arcada maxilar a cores, (b) Digitalização dos maxilares sem cor.

A digitalização da mandíbula começa com a crista da crista, depois estende-se até aos vestíbulos e, finalmente, cobre as extensões do bordo lingual **(Fig. 2.14b).** Ao digitalizar os vestíbulos, é importante capturar todos os vestíbulos vestibulares e labiais numa só passagem, uma vez que voltar mais tarde para recapturar uma área perdida resultará numa posição diferente do tecido mole refletido, levando a um erro na impressão digital[50] . A mandíbula é mais difícil de digitalizar intra-oralmente do que a maxila e pode não ser digitalizada em todos os pacientes .[50]
As impressões intraorais digitalizadas do maxilar e da mandíbula são apresentadas com e sem cor **(Fig. 2.14)**[50] . Os dados digitalizados são confirmados visualmente e guardados no formato Standard Tessellation Language (STL)[62] . Para otimizar o potencial de obtenção de uma digitalização completa de arcadas edêntulas, é importante que o scanner seja capaz de unir uma série de imagens múltiplas; por conseguinte, foram sugeridas vias de digitalização específicas para permitir ao software unir com precisão as superfícies capturadas para criar uma impressão maxilar e mandibular completa. Estas trajectórias são apenas sugestões, uma vez que não existe consenso sobre a trajetória mais precisa .[50]

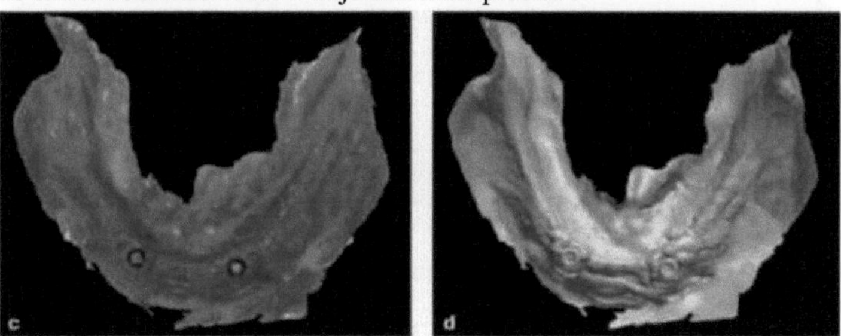

Fig 2.14 (c) Digitalização da arcada mandibular a cores, (d) Digitalização da arcada mandibular sem cor.

A reprodutibilidade da impressão é um critério fundamental que reflecte o resultado definitivo da restauração planeada. Para além das diferenças operacionais e clínicas (velocidade de utilização, necessidade de pó e tamanho das pontas) e do custo (aquisição e gestão) dos vários scanners, o aspeto essencial a considerar deve ser a qualidade dos dados derivados da digitalização, que é definida como "precisão".

A exatidão é a consolidação de dois elementos, ambos essenciais e complementares: a "veracidade" e a "precisão". O termo "veracidade" refere-se à capacidade de uma medição corresponder ao valor real da quantidade que está a ser medida. A precisão é definida como a capacidade de uma medição ser repetida de forma consistente, ou a capacidade do scanner para obter resultados repetíveis quando aplicado em medições variadas do mesmo objeto. Uma multiplicidade de factores influencia a reprodutibilidade de uma IOS, incluindo a tecnologia de digitalização, o algoritmo de processamento de dados, a escolha do pó a utilizar e o método de aquisição de imagem .[78]

Os pormenores dos sistemas de scanner intra-oral incluídos em vários estudos e as suas vantagens e desvantagens são discutidos em[78] :

Scanners	Empresa de fabrico	Princípio de digitalização	Tratamento de superfície por varrimento com aplicação de pó
Cerec Bluecam	Sirona, Bensheim, Alemanha	Aquisição de imagens após emissão de luz azul visível Princípio de funcionamento - triangulação da luz	Sim
Cerec Omnicam	Sirona, Bensheim, Alemanha	Imagem contínua, aquisição de dados, geração de modelo 3D Princípio de funcionamento - triangulação da luz	-
Cadent iTero	Cadent Inc., Carstadt, Nova Jersey, Estados Unidos	Imagem após emissão de laser (fonte de luz - laser vermelho) Princípio de funcionamento - princípios da microscopia confocal	-
Lava COS	3M ESPE, Seefeld, Alemanha	Método de digitalização - tecnologia 3D em movimento Princípio de funcionamento - amostragem ativa da frente de onda	Sim
Lava Definição verdadeira	3M ESPE, Seefeld, Alemanha	Tecnologia de imagem de vídeo 3D em movimento	Sim
TRIOS	3Shape, Copenhaga, Dinamarca	Imagem ultra-rápida Princípio de funcionamento - princípios da microscopia confocal	-
TRIOS Cor	3Shape, Copenhaga, Dinamarca	Imagem ultra-rápida Princípio de funcionamento - princípios da microscopia confocal Imagens coloridas naturais	-
E4D	D4D Technologies, LLC, Richardson, Texas, Estados Unidos Estado	Aquisição de imagens a alta velocidade após emissão de luz vermelha Princípio de funcionamento - Tomografia ótica coerente e microscopia confocal	-
Planscan	Planmeca, Richardson, Texas, Estados Unidos	Aquisição de imagens a alta velocidade após emissão de laser azul Princípio de funcionamento - princípios da microscopia confocal	-
Carestream 3500	Carestream Dental, Atlanta, Geórgia, Estados Unidos	Aquisição de imagem única com auxílio de guia de luz Princípio de funcionamento - triangulação ótica	-
Carestream 3600	Carestream Dental, Atlanta, Geórgia, Estados Unidos	Vídeo 3D de velocidade ativa	-
Zfx intrascan	Zfx GmbH, Dachau, Alemanha	Princípio de funcionamento - princípios da microscopia confocal	-

Os resultados de um estudo clínico sobre as diferenças entre as digitalizações intra-orais e as impressões convencionais (CIS), realizado por Lucio Lo Russo, Giammarco Caradonna et al, concluíram que a física diferente subjacente às impressões convencionais (compressão e deslocação dos tecidos) e às IOS (sem compressão, sem deslocação dos tecidos) torna a comparação entre elas inadequada de um ponto de vista metodológico; assim, qualquer conclusão que indique qual é a mais precisa deve ser considerada com cautela. São abordagens diferentes (mucostática versus mucocompressiva) e a diferença entre CIS e IOS (-0,02 mm) não foi estatisticamente diferente e não foi clinicamente significativa para o fabrico de próteses removíveis .[78]

VANTAGENS E DESVANTAGENS DOS SCANNERS

Scanner	Vantagem	Desvantagem
CEREC AC-Bluecam	Imagem sem distorção Sistema de deteção automática de vibrações Sistemas de estabilização de imagem Possuir na unidade de fresagem de escritório	Necessita de revestimentos
Пero	Não é necessário aplicar qualquer revestimento nos dentes Gera um modelo virtual 3D colorido Pode ter ficheiros de saída em formato STL	Cabeça de scanner maior Não há unidades de fresagem de escritório
E4D	Unidades de fresagem no escritório	Deve ser mantida a uma distância específica do alvo Ocasionalmente necessita de revestimentos
Lava COS	Captura de dados 3D numa sequência de vídeo A digitalização incorrecta mostra um orifício na imagem, pode ser feita uma nova digitalização e o software corrige o orifício	Necessita de revestimentos Não há unidades de fresagem no escritório
TRIOS	Variação do plano focal sem deslocação do scanner	Sem unidades de fresagem no escritório

DISCUSSÃO

A digitalização intra-oral pode ser utilizada para captar a morfologia da mucosa e as extensões dos bordos de um paciente edêntulo e os dados digitais resultantes são utilizados para fabricar próteses completas CAD/CAM. Esta técnica oferece várias vantagens, permitindo que as consultas dos pacientes sejam condensadas, eliminando a necessidade de moldeiras personalizadas e materiais de impressão convencionais, e evitando a necessidade de enviar fisicamente os registos para um laboratório dentário, reduzindo assim o tempo total necessário para receber as próteses definitivas. As vantagens adicionais desta técnica incluem a capacidade do scanner intra-oral para capturar o tecido num verdadeiro estado mucostático, o que pode ser benéfico para pacientes com tecido móvel, em que é sugerida uma impressão mucostática. Outra vantagem é a utilização de scanners intra-orais em doentes com reflexos de vómito aumentados ou abertura de boca limitada. Um artigo discutiu uma limitação com o tamanho grande da ponta do scanner intra-oral em doentes com abóbadas palatinas profundas, apesar de uma ponta de scanner intra-oral maior ser vantajosa ao digitalizar os bordos da prótese através da retração do tecido mole, de acordo com outro estudo. A capacidade de muitos scanners intra-orais não só captarem a morfologia da mucosa, mas também fornecerem imagens a cores, permite que as extensões posteriores da prótese maxilar sejam marcadas e transferidas para a prótese final. Embora a informação de cor se perca quando o scanner é exportado como ficheiro STL e enviado para o laboratório, é feita uma captura de ecrã da superfície do entalhe e utilizada para transferir a posição para a prótese digital. A posição pode então ser verificada ou modificada conforme necessário na consulta de prova da prótese. Além disso, a utilização do scanner intra-oral para capturar outros registos, como o registo da relação cêntrica e as próteses existentes do doente, permite digitalizar mais informações e enviá-las para o laboratório. Esta informação pode beneficiar muito a capacidade dos técnicos de laboratório para fabricar uma prótese que necessitará de ajustes mínimos .[66]

3. ARTICULADORES VIRTUAIS

O futuro da medicina dentária está fortemente ligado à utilização da tecnologia informática[25] . Os articuladores virtuais são também chamados de "articuladores de software", uma vez que não são concretos, existindo apenas como um programa de computador. Incluem planos-guia condilares e incisais virtuais[39] . O articulador virtual pode ser definido como uma ferramenta de software para melhorar os resultados clínicos com base na tecnologia de realidade virtual (RV) que permite navegar e visualizar um mundo de três dimensões em tempo real, com seis graus de liberdade. Na sua essência, a RV é um clone da realidade física que cria um ambiente virtual para substituir o ambiente do mundo real. Os tipos de equipamento e tecnologias através dos quais podemos interagir na realidade virtual são conhecidos como equipamento de realidade virtual e tecnologias de RV[11,51] . O VA requer representações digitais tridimensionais dos maxilares e dados específicos do paciente sobre os movimentos dos maxilares. Em seguida, simula os movimentos dos maxilares e fornece uma visualização dinâmica dos contactos oclusais. Se não existirem dados específicos do paciente, então o modus operandi do articulador mecânico pode ser simulado [11, 51]. O conceito e o funcionamento do AVA são explicados neste capítulo. Existem dois tipos de AVA: completamente ajustável e matematicamente simulado .[11,51]

3.1 Articulador virtual completamente ajustável:

Regista ou reproduz as trajectórias exactas de movimento da mandíbula através de um sistema eletrónico de registo da mandíbula denominado Jaw motion analyzer (JMA). As arcadas dentárias digitalizadas deslocam-se então ao longo destas trajectórias de movimento, que podem ser visualizadas no ecrã do computador, composto por três janelas principais (Renderização, Oclusão e Pequena) que mostram o mesmo movimento das arcadas a partir de diferentes planos. O software calcula e visualiza as colisões oclusais estáticas e cinemáticas e é utilizado na conceção e correção de superfícies oclusais em sistemas CAD. Ex: articuladores virtuais Kordass e Gartner[11,39,51].

O software do articulador virtual DentCAM desenvolvido na Universidade de Greifswald consiste em três janelas principais e uma janela de corte adicional, que mostra o mesmo movimento dos dentes de diferentes aspectos **(Fig. 3.1)** [11,25,39,51]. As janelas utilizadas no articulador virtual são explicadas resumidamente de seguida:

Janela de renderização: Mostra ambos os maxilares durante a oclusão dinâmica e pode visualizar vistas invulgares ao longo de padrões dinâmicos de oclusão, ou seja: a vista das cúspides oclusais enquanto observa os dentes antagónicos a aproximarem-se da posição de intercuspidação durante os movimentos de mastigação.

Janela de oclusão: Mostra os contactos oclusais estáticos e dinâmicos que deslizam sobre as superfícies dos maxilares superior e inferior em função do tempo.

Janela mais pequena: Os movimentos da articulação temporomandibular são representados numa vista sagital e transversal que permite a análise e o diagnóstico das interdependências entre os contactos dentários e os movimentos da articulação temporomandibular H,25,39,51.

Janela de corte: Mostra qualquer corte frontal em toda a arcada dentária. Esta ferramenta ajuda a analisar o grau de intercuspidação e a altura e os ângulos funcionais das cúspides. Com esta janela, a análise da orientação e do balanceamento torna-se mais fácil **(Fig. 3.2)**[11, 25, 39, 51].

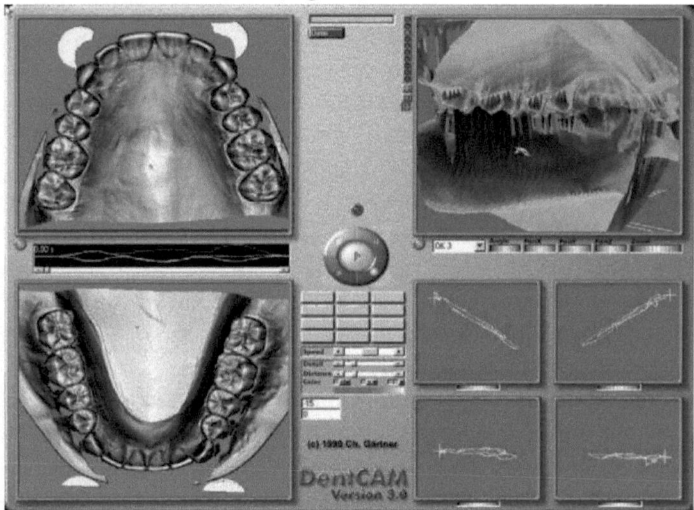

Figura 3.1. Interface do articulador de RV DentCAM (contactos oclusais [esquerda], cena de renderização e percursos do côndilo [sagital e horizontal, direita]).

3.2 Articulador virtual simulado matematicamente:

Regista/reproduz os movimentos do articulador com base na simulação matemática dos movimentos do articulador. Um SAV tridimensional totalmente ajustável é capaz de reproduzir todos os movimentos do articulador. Estes VAS permitem definições adicionais, como o movimento curvo de Bennett ou outros movimentos para ajuste em definições ideais. A principal desvantagem é que se comporta como um articulador de valor médio e não é possível obter trajectórias de movimento individualizadas de cada paciente[n] >[39] >[51] Ex: Stratos 200, articuladores virtuais de Szentpetery.

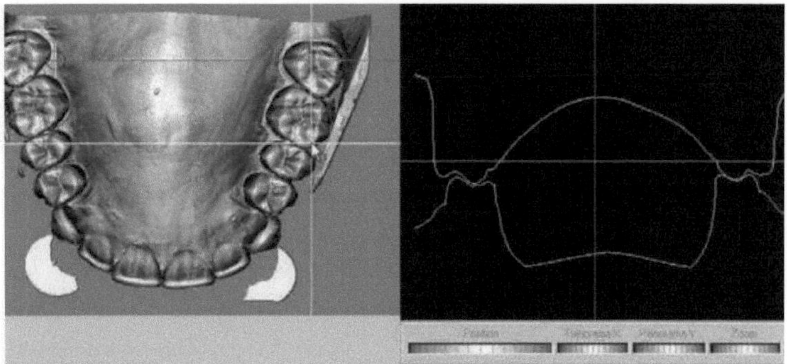

Figura.3.2, Visualização de cada fatia cortada através do

3.3 DESENVOLVIMENTO E CONCEPÇÃO DE UM ARTICULADOR VIRTUAL

A conceção do VA dentário é efectuada utilizando sistemas CAD e ferramentas RE. O desenvolvimento é efectuado no laboratório de design de produto (PDL) da seguinte forma:

> Os diferentes articuladores mecânicos são selecionados primeiro para serem modelados através de sistemas CAD (Solid Edge e CATIA).

> O processo de conceção será então realizado utilizando ferramentas de medição e ferramentas de ER disponíveis no PDL. As ferramentas utilizadas são: Handyscan REVscan 3D scanner e respetivo software (VXscan), RE e software de inspeção assistida por computador (Geomagic Studio e Qualify), Rapidform XOR, ATOS I rev.2 GOM 3D scanner.

Após a construção do VA, todas as medições são verificadas e controladas. Se existir algum problema, este deve ser rectificado e redesenhado em conformidade [llj] 39>[51] **(Fig. 3.3).**

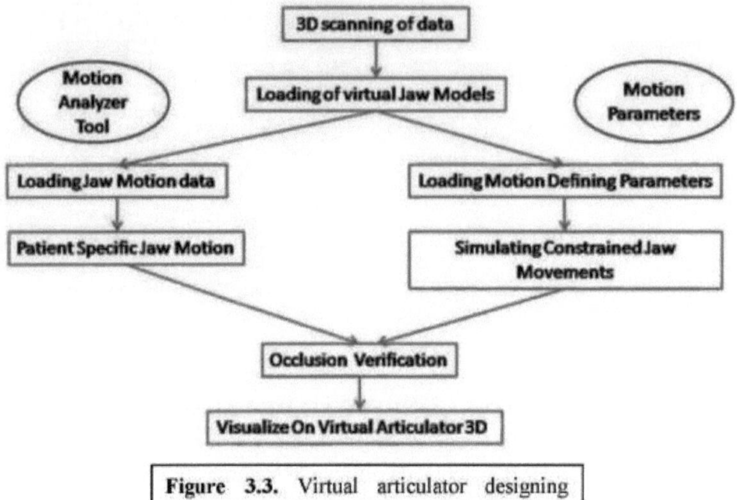

Figure 3.3. Virtual articulator designing

8.4 Programação e funcionamento do Articulador Virtual

Os métodos de programação e de regulação dos articuladores virtuais foram descritos por Kordass e Gartner em 1999. A introdução dos dados de entrada é efectuada da seguinte forma **(Fig. 3.4):**

a) Digitalização/digitalização - de um dente ou superfície dentária ou restauração ou modelos de próteses completas ou relação cêntrica, é utilizado um scanner laser 3D. Este scanner projecta um feixe de laser vertical sobre a superfície do objeto. Uma câmara digital equipada com um dispositivo de carga acoplada (CCD) regista o feixe refletido do objeto e transmite os sinais digitais para um sistema de processamento eletrónico. Os dados de imagem processados são armazenados como valores de brilho de matriz digital, prontos a serem utilizados pelo software do scanner e para visualização no ecrã e manipulação computorizada[11,39,51].

A digitalização pode ser efectuada de duas formas:

Digitalização direta - feita diretamente a partir da boca do paciente utilizando um IOS.

Digitalização indireta - realizada no exterior com base no molde do paciente obtido após a impressão final[11,39,51]. Os dados digitalizados ajudam a obter a geometria real da boca e a sua localização relativa é reconstruída num sistema CAD utilizando o arco facial [39]

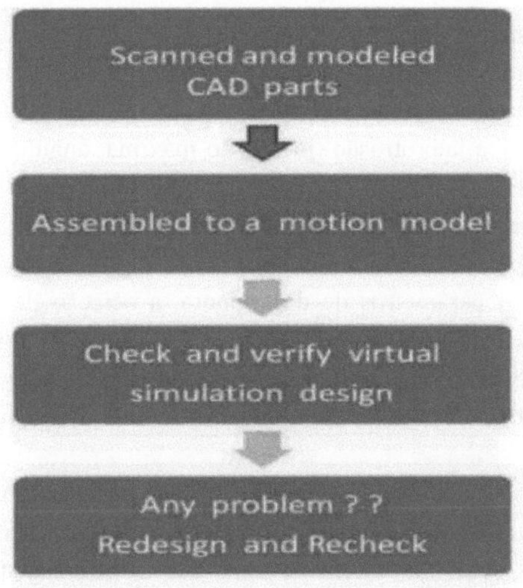

Figure. 3.4. Virtual articulator functioning method.

b) Dados de movimento específicos do doente das articulações temporomandibulares (ATM) - i) A ferramenta Jaw Motion Analyzer (JMA) (Comp Zebris, Isny, Alemanha) tem pontos de referência fixados na mandíbula do doente.

Este sistema baseia-se na medição da velocidade dos impulsos ultra-sónicos emitidos por três transmissores fixados no sensor inferior ligado à superfície labial da mandíbula e quatro receptores fixados num arco facial oposto a eles para detetar todos os componentes rotativos e translativos em todos os graus de liberdade.

Um sensor de digitalização especial é utilizado para determinar o plano de referência, composto pelo eixo da dobradiça - plano infra-orbital e pontos de interesse especiais (por exemplo: na superfície oclusal). Um ultrassom é então utilizado para medir a posição destes pontos no espaço, descrevendo o movimento mastigatório fisiológico do paciente.

Simulando assim os padrões de movimento específicos do doente com os modelos virtuais digitalizados/escaneados construídos na VA.

A posição relativa do modelo virtual superior ou maxilar em posição inversa é digitalizada utilizando um arco facial e localizada diretamente no VA.

O modelo virtual inferior ou mandibular é então localizado em relação cêntrica com o modelo virtual superior utilizando uma mordida eletrónica.

Finalmente, visualizar a oclusão tridimensional em todos os planos no ecrã do computador. O sistema VA está agora pronto a ser aplicado para análise de simulação cinemática.

ii) Se a ferramenta JMA não estiver disponível, podem ser definidos diferentes movimentos da mandíbula através de parâmetros como os utilizados com os articuladores mecânicos.

Os parâmetros de movimento selecionados são a protrusão (raio da guia condilar, distância máxima da protrusão condilar), a retrusão (raio da guia condilar, distância máxima da retrusão), a laterotrusão (protrusão máxima, ângulo de Bennett, raio da guia condilar direita e esquerda, inclinação condilar horizontal direita e esquerda, ângulo de deslocamento, deslocamento lateral imediato) e o movimento de abertura/fecho (ângulo de abertura máximo).

Depois de definir os parâmetros de movimento, a deteção de colisão é acionada para reconhecer as restrições de movimento, o que resulta no deslizamento das maxilas superior e inferior uma sobre a outra. Para a deteção de colisões, é utilizado um algoritmo baseado em raios que é executado num passo de pré-processamento.

Para a deteção da oclusão, escolhe-se uma distância correspondente à espessura do papel de oclusão utilizado no articulador mecânico, para calcular os pontos de oclusão de acordo com esta distância definida. Outros sistemas de deteção de movimentos mandibulares disponíveis atualmente baseiam-se noutras tecnologias, tais como dispositivos optoelectrónicos que utilizam câmaras CCD para registar as emissões de LEDs posicionados sobre a cabeça do paciente e gerar uma imagem a partir desses sinais[11,51].

3.5 Seleção do articulador

A seleção do articulador e, mais importante ainda, a perícia e o cuidado com que é utilizado, têm um efeito/impacto direto no sucesso das restaurações fixas ou removíveis. Uma vez que a posição de intercuspidação é estática, o articulador terá de atuar apenas como uma dobradiça rígida, que é pouco mais do que uma pega para o modelo. A mandíbula, no entanto, não actua como uma simples dobradiça. Pelo contrário, é capaz de rodar em torno de eixos em três planos. A morfologia oclusal de qualquer restauração para a boca deve acomodar a passagem livre dos dentes do antagonista sem interferir com o movimento da mandíbula. Devido ao seu potencial para produzir patologias, as interferências oclusais não devem ser incorporadas nas restaurações colocadas pelo dentista. Uma forma de evitar este problema é a utilização de articuladores totalmente ajustáveis que simulam os movimentos mandibulares com um elevado grau de precisão. Os tratamentos com estes articuladores são demorados e exigem grande perícia do dentista e do técnico. Como resultado, o custo de tais tratamentos não os torna viáveis para planos de tratamento de rotina menores .[51]

Hanau H2

O Hanau H2 foi modelado utilizando o scanner ATOS I 3D, para que os esboços fossem localizados na posição correta no espaço. Para obter as secções da nuvem de pontos digitalizada, foi utilizado o software Rapidform XOR. O articulador completo foi construído combinando as partes medidas e digitalizadas. Uma vez construída a VA, todas as medidas são verificadas. O passo final consiste em localizar os modelos no articulador. Para este efeito, a posição relativa do modelo superior é digitalizada utilizando o arco facial. Depois, a localização no articulador virtual é direta, e a localização do modelo inferior é feita utilizando uma mordida eletrónica em Centric Relation. De seguida, o articulador virtual está pronto para aplicar a simulação cinemática utilizando o sistema CAD CATIA .[51]

Stratos 200

O Ivoclar Stratos 200 foi modelado utilizando um sistema CAD SolidEdge. Algumas peças foram modeladas diretamente após a medição do articulador dentário mecânico. No entanto, foi utilizado o scanner Handyscan 3D, devido à sua mobilidade, e quase todos os articuladores foram digitalizados. Utilizando o software de edição de nuvens de pontos Geomagic, os dados úteis foram retirados dos milhões de pontos que tinham sido digitalizados. Finalmente, tal como foi feito com o Hanau H2, os modelos foram colocados na posição correta, prontos para aplicar a análise cinemática .[51]

3.6 VANTAGENS DO ARTICULADOR VIRTUAL:

> Proporciona a melhor qualidade de comunicação entre o dentista e o técnico de prótese dentária.

> Analisa oclusões estáticas e dinâmicas.

> Conceção da superfície oclusal no sistema CAD CAM.

> Analisa as condições gnáticas e articulares.

> Oferece uma visualização 3-D detalhada da região de interesse.

> É possível modificar ou introduzir uma nova configuração de acordo com o doente e é útil para a educação do doente[11,39,51].

3.7 LIMITAÇÕES DO ARTICULADOR VIRTUAL

> Económica, uma vez que requer scanners digitais, sensores digitais, software e diferentes tipos de modelos de articuladores virtuais que imitam os modelos mecânicos, de acordo com as necessidades do doente.

> Conhecimento profundo da tecnologia CAD/CAM, dos articuladores mecânicos, da conceção e modelação de articuladores virtuais, etc., e competências técnicas relativas à interpretação de dados registados por scanners, sensores, pequenos ajustamentos, incorporação de parâmetros de movimento, etc.[11,39,51]

>

3.8 Desenvolvimentos recentes no Articulador Virtual

A. O desenvolvimento de um sistema de articulador virtual 3D (Zebris Company, D-Isny) requer três dispositivos principais, nomeadamente

1. Um dispositivo de entrada sob a forma de um scanner 3D.
2. Um software VA tridimensional para modelação de próteses com deteção de colisões.
3. Um dispositivo de saída sob a forma de um sistema de prototipagem rápida (RP) com tecnologia de jato de tinta estereoscópica.

A vantagem deste sistema de articulador virtual 3D é que, para além da análise dos movimentos mandibulares, também os movimentos mastigatórios podem ser analisados, incluindo a força nos pontos de contacto e a frequência dos contactos em relação ao tempo[11 ,39 , 51].

B. Primeiro Articulador Virtual Táctil com Base em Haptic

A Sensable Dental Technologies desenvolveu a versão mais recente do seu Sistema de Restauração Digital Intellifit™ TE (Touch-Enabled) que oferece aos laboratórios dentários ainda mais opções, desempenho e flexibilidade no apoio ao desenho e fabrico digital de restaurações fixas e removíveis. A interface 3D "Virtual Touch" exclusiva do Intellifit e o articulador tátil integrado permitem que os técnicos de laboratório sintam como os dentes, incluindo a nova restauração que estão a produzir, se encaixam na boca do paciente.

Os articuladores são essenciais para testar a oclusão de quase todos os tipos de restaurações dentárias e os técnicos de laboratório há muito que os utilizam, bem como o seu sentido de tato, para avaliar se uma restauração permitirá ao paciente funcionar com a quantidade correta de contacto e movimentos de excursão. O VA da Intellifit imita a sensação e a função de um articulador físico, mas permite definições dinâmicas para satisfazer as especificações do paciente e a liberdade de movimentos em três dimensões. O VA ativado pelo toque permite aos técnicos testar a oclusão da restauração - antes de ser produzida e permite-lhes sentir realmente o ajuste .[11,39,51]

Quadro 1 Resumo do estado atual dos conhecimentos relacionados com as VAs. VM = montagem virtual: VF = virtual facebow; FP = Frankfort Plane

Estudo	Métodos	Procedimento VM	Referências	Registo	Tipo VF
Bisler 2002	Digitalização 3D, JMA	Não declarado	Maxilar inferior	Pontos de contacto	Não declarado
Kordass 2002	Digitalização 3D, JMA	Indireta	Eixo da dobradiça, MIP de animação	infra-orbital e plano	Cinemático
Gartner 2003	Digitalização 3D, JMA	Indireta	Eixo da dobradiça	MIP e animação	Cinemático
Noguchi 2007	Imagens cefalométricas	Indireta	Pontos Cefalométricos 2D	MIP	Cinemática
Gana 2010	Imagens cefalométricas	Indireta	Avião de campismo	MIP	Cinemático
Solaberrieta 2013-2015	Scanner ótico	Direto	Pontos de referência cutâneos	MIP	Arbitrário
Solaberrieta 2015	Fotografias	Direto	Plano infra-orbital	MIP	Cinemático
Solaberrieta 2015	Axiografia digital	Direto	Plano infra-orbital	MIP	Cinemático
Joda 2015	CBCT+IOS+EOS	Direto	Dentes e pontos de referência	MIP	Não declarado
Lam 2016	Estereofotogrametria	Direto	Plano oclusal	MIP	Cinemático
Lepidi 2019	CBCT+IOS	Direto	Eixo da dobradiça. PQ	MIP	Cinemático
Ury 2019	CAD/CAM	Indireta	Eixo individual, plano oclusal	CR	Cinemático
Petre 2019	Fotografias + IOS	Direto	Pontos de referência cutâneos	Arco maxilar	Arbitrário

Quadro 3 Síntese do estado atual do software de FV no mercado

Empresa	Arco facial digital	Tecnologia	Caraterísticas	Capacidades de exportação-importação
ZEBRIS MEDICALIGER)	MOVIMENTO DA MANDÍBULA ANALISADOR	Ultrassom (3D)	Suportado pelo Articulador Virtual	Aberto
ZEBRIS MEDICAL (GER)	JMAOptic axiógrafocondilógrafo	Tecnologia de sensores ópticos Ótica 4D	Apoiado por Virtual Articulador Tala e reposicionamento Posição da mandíbula	Aberto
ZIRKOZAHN (ITA)	PlaneSystem	Ultrassom (3D)	Suportado pelo Articulador Virtual	Aberto
KAVO DENTALIGERI	ARCUSdigma	Ultrassom (3D)	Garfo	Aberto
SAM(GER)	SAM Axioquick	Axiografia ultra-sónica (3D)	Garfo suportado pela Axiocomp Software	Fechado
AMANN GIRRBACH (ÁUSTRIA)	Zebns para Ceramill	Ultra-sons (3D)	Garfo	Fechado
MODJAW(FRA)	MODJAW	Ótico (4DI	Garfo	Aberto

Discussão

O conceito de realidade virtual e a sua aplicação em medicina dentária sob a forma de VA e a sua utilização em próteses parciais fixas foi explicado resumidamente na literatura, mas falta o conhecimento exato do modo de aplicação destes articuladores no fabrico de DRCD. O VA desempenha um papel importante na visualização da oclusão em todos os planos no ecrã virtual, armazenando estes dados para análise posterior e transferindo-os para o laboratório para uma melhor comunicação com os técnicos de laboratório.

CAPÍTULO 4

4, DISPOSIÇÃO DOS DENTES

Em primeiro lugar, é criada uma base de dados gráfica 3D de dentes artificiais para a parametrização do posicionamento. Na etapa seguinte, a via CAD para próteses completas removíveis é explorada pelos especialistas em próteses completas removíveis e em computação gráfica, utilizando a manipulação interactiva[35,49] . Com o software CAD, como o Imagewarell, o sistema dentário 3shape, a régua reconfigurável, etc., as estruturas de referência que são anatomicamente importantes para a colocação de dentes artificiais devem ser automaticamente detectadas ou construídas nos dados de digitalização 3D dos modelos edêntulos, como as linhas centrais do rebordo alveolar e a superfície do sinal de plenitude no rebordo superior[4] >[35] >[49] . O plano oclusal deve ser definido de forma semi-automática e as curvas para a configuração dos dentes devem ser criadas automaticamente. Após a definição destas caraterísticas de desenho, os dentes artificiais devem ser selecionados a partir da base de dados e montados automaticamente. Os sistemas actuais disponíveis oferecem opções para a seleção de dentes a partir da biblioteca de dentes para a disposição dos dentes fornecida no software CAD pelo fabricante. O tamanho e a cor adequados do dente podem ser selecionados e a disposição virtual dos dentes pode ser executada. O técnico de prótese dentária pode avaliar a estética e as funções da configuração de dentes sugerida no ecrã do computador e pode fazer ligeiras correcções, se necessário, e as correcções definitivas podem ser feitas durante o procedimento de prova .[4]

4.1 Conceito de disposição dos dentes utilizando o software Imagewarell

Criar planos de observação e eixos principais de observação

Para analisar os dentes artificiais do ponto de vista da morfologia, é necessário, em primeiro lugar, definir os planos de observação. Na plataforma do software Imageware 11,

Os dados STL dos dentes artificiais são importados um a um. De acordo com as caraterísticas morfológicas anatómicas, são criados o plano de observação sagital médio e o plano de observação coronal para cada dente, e o plano oclusal imaginário é gerado verticalmente. A linha de cruzamento dos planos médio, sagital e coronal é extraída e considerada como o eixo principal de observação **(Fig. 4.1).**

Para todos os dentes anteriores e os dentes posteriores do maxilar, os pontos de referência de posicionamento e o sistema de coordenadas de posicionamento ligado a cada dente são utilizados para controlar a sua posição espacial e postura. Em primeiro lugar, a altura dos contornos da superfície mesial e distal de cada dente é extraída ao longo da direção do eixo principal de observação, depois a função "Project Cloud on Surface" (Criar nuvens que são projecções da superfície selecionada na direção normal) é utilizada para criar os pontos de projeção de todas as alturas dos contornos no plano oclusal imaginário. Assim, são obtidos os pontos

de referência de posicionamento mesial e distal para cada dente. Os dois pontos acima e o plano oclusal imaginário podem ser combinados para criar o sistema de coordenadas de posicionamento. Para os dentes posteriores da mandíbula, os pontos de referência de posicionamento mesial e distal são definidos na área de cruzamento da crista marginal com a fissura central em
a superfície oclusal de cada dente.

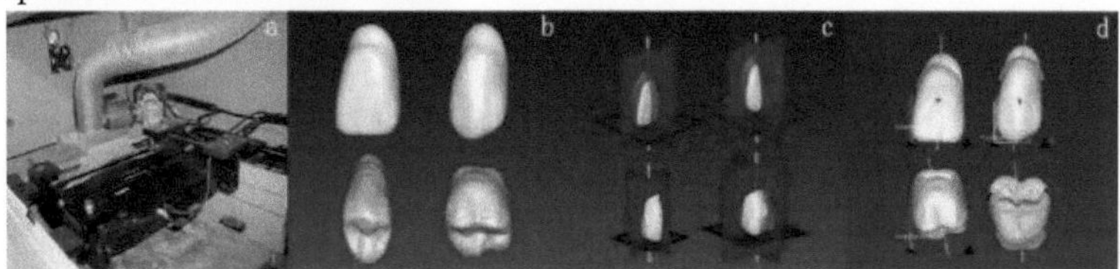

Figura 4.1 Configuração de uma base de dados gráfica 3D de dentes artificiais (a) Scanner de secção transversal automática 3D, (b) Dados 3D de dentes artificiais, (c) Planos de observação incluindo sagital médio, plano de observação coronal e plano oclusal imaginário, (d) Dentes típicos na base de dados, os sistemas de coordenadas são para o posicionamento dos dentes anteriores e posteriores do maxilar, as linhas azuis são o eixo principal de observação de cada dente, as superfícies cor-de-rosa são a gengiva de cada dente, os triângulos preenchidos a preto são pontos de referência para o posicionamento dos dentes. Os pontos vermelhos nos dentes anteriores do maxilar são pontos de sinal de plenitude. A área amarela no dente posterior da mandíbula são as cúspides funcionais e as suas inclinações.

Ponto de sinalização de plenitude.

Para uma prótese completa amovível, uma das regras mais importantes é que os dentes anteriores do maxilar devem contribuir para manter a plenitude do lábio superior. É extraído um ponto de sinal de plenitude na superfície labial de cada dente anterior do maxilar para servir de referência quando a sua posição labial/lingual é ajustada automaticamente pelo software .[4]

Áreas de deteção de interferências de colisão de oclusão

Para realizar a oclusão cêntrica equilibrada, as cúspides funcionais e as inclinações de cada dente posterior da mandíbula são extraídas para ficarem nas "Áreas de deteção de interferência de colisão de oclusão (evidência de posicionamento final)" para ajustar a sua posição espacial .[4]

Definir a posição inicial do espaço para cada dente

Tendo em conta a estética e a oclusão equilibrada, a posição espacial de todos os dentes anteriores e dos dentes posteriores maxilares é pré-definida com base nos valores estatísticos da posição espacial da coroa dentária de oclusão normal individual e nas regras de configuração dos dentes artificiais. A configuração inclui o ângulo de inclinação do eixo e o ângulo de torque dos dentes anteriores, e a relação de espaço com o plano oclusal imaginário de todos os dentes anteriores e dos dentes posteriores maxilares **(Tabela I)** .[4]

Table 1 - The parameters created for each tooth.

Tooth name	Parameters					
	Positioning landmark points	Positioning coordinate system	Fullness sign point	Occlusion collision interference detection areas	Initial space stance	Marginal gingiva/ gingiva margin
Maxilla anterior teeth	+	+	+	–	+	+
Mandible anterior teeth	+	+	–	–	+	+
Maxilla posterior teeth	+	+	–	–	+	+
Mandible posterior teeth	+	–	–	+	–	+

Note: "+" means "Yes", "–" means "No".

Criar um plano oclusal e um sistema de coordenadas mundial

O plano oclusal é o pré-requisito para o assentamento dos dentes. Com base na parte oclusal do rebordo superior feita na clínica, é obtido um plano oclusal preciso e individualizado. O ponto de cruzamento da curva da margem incisal do rebordo superior e a linha média facial é definido como zero. Entretanto, a função "Construct Uniform Surface from Cloud" (Construir superfície uniforme a partir da nuvem) é utilizada para ajustar a parte oclusal do rebordo superior como um plano oclusal, passando pelo ponto zero. O plano sagital médio é vertical ao plano oclusal e passa pela linha média facial. O plano oclusal é definido como o plano XY, e o plano sagital médio

O plano sagital é definido como o plano YZ. Os dois planos são utilizados para definir um sistema de coordenadas mundiais cartesianas juntamente com o ponto zero **(Fig. 4.2a)** [4]

Criar curvas de configuração de dentes

A curva de configuração dos dentes anteriores superiores é criada pela projeção da curva da margem incisal do rebordo superior para o plano oclusal **(Fig. 4.2b).** A curva de configuração dos dentes anteriores da mandíbula é obtida pelo deslocamento da curva de configuração dos dentes anteriores superiores para o lado lingual no plano oclusal. As curvas centrais do rebordo alveolar da maxila e da mandíbula são conectadas para formar uma superfície que intersecta o plano oclusal, obtendo-se a curva de configuração dos dentes posteriores da maxila **(Fig. 4.2c).** A curva de configuração dos dentes posteriores da mandíbula será obtida após a configuração dos dentes posteriores da maxila .[4]

Preparar os dentes anteriores e os dentes posteriores da maxila.

Na base de dados, o sistema de coordenadas de posicionamento pode expressar os requisitos para a relação de espaço entre cada dente e o plano oclusal. Para preparar esses dentes, é criado um sistema de coordenadas emparelhadas para cada dente num plano oclusal individualizado[4] . Os pontos de referência de posicionamento mesial e distal para cada dente são extraídos da curva de configuração dos dentes. Exceto que o ponto de referência mesial do incisivo central é o ponto de cruzamento da curva de configuração dos dentes e da linha média facial, os pontos de referência mesial dos outros dentes são os pontos de referência distal dos seus dentes adjacentes mesiais .[4]

Com base nos pontos de referência de posicionamento mesial e distal e no plano oclusal, é estabelecido o sistema de coordenadas de posicionamento para cada dente. Cada dente é posicionado preliminarmente e sondado quanto a interferências ou espaço excessivo em relação ao seu dente mesial, utilizando a função "Collision Detection" (deteção de colisão) baseada no "Least-Square Method" (método dos mínimos quadrados). Se tal incidência ocorrer, o dente é deslocado ao longo da curva de configuração dos dentes até que o valor de interferência dos dados seja próximo de zero **(Fig. 4.2d e e).** Para os dentes anteriores do maxilar, a linha de ligação dos pontos de referência de posicionamento mesial e distal é tomada como um eixo de rotação e cada dente é rodado para o lado labial ou lingual, de modo a encontrar a parte labial do rebordo superior para satisfazer os requisitos de plenitude labial **(Fig. 4.2h)** .[4]

Preparar os dentes posteriores da mandíbula.

A função "Project Curve to Surface" é usada para projetar a curva de configuração dos dentes posteriores da maxila ao longo da direção normal do plano para as partes oclusais dos dentes posteriores da maxila. Em seguida, obtém-se a curva de configuração dos dentes posteriores da mandíbula (Fig. 4.2f). Os pontos correspondentes dos pontos de referência de posicionamento mesial e distal dos dentes posteriores da mandíbula são extraídos da curva de configuração dos dentes posteriores da mandíbula[4] . A função "Stepwise Alignment" (Regista ou alinha um grupo numa estrutura de coordenadas de uma forma dependente da ordem, com base em pares correspondentes de elementos geométricos no grupo e na estrutura de coordenadas) é chamada para posicionar preliminarmente os dentes posteriores da mandíbula (Fig. 4.2g), seguida da função "Collision Detection" (Deteção de colisão) baseada no "Least-Square Method" (Método dos mínimos quadrados) para calcular o valor de interferência ou o valor da distância entre a área funcional de cada dente e a parte oclusal da arcada dentária superior. A linha de ligação dos pontos de referência de posicionamento mesial e distal de cada dente posterior da mandíbula é tomada como eixo de rotação para rodar cada dente para o lado vestibular ou lingual até que o valor de interferência seja próximo de zero. A configuração final dos dentes artificiais está concluída **(Fig. 4.2h & i)** [4]

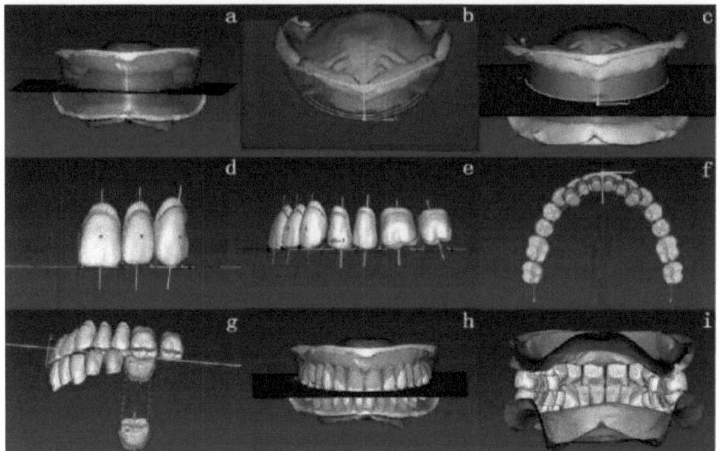

Figura 4.2 Configurar os dentes artificiais. **A.** Plano oclusal (plano vermelho) e sistema de coordenadas mundial (sistema de coordenadas amarelo). B. Curvas de configuração dos dentes anteriores. A curva azul labial é a curva de preparação dos dentes anteriores da maxila, a curva azul lingual é a curva de preparação dos dentes anteriores da mandíbula e o plano vermelho é o plano oclusal. C. Curva de configuração do dente posterior da maxila (curva azul). A superfície rosa é a superfície entre as curvas centrais do rebordo alveolar da maxila e da mandíbula. D. Set-up dos dentes anteriores. E. Preparar os dentes posteriores da maxila. F. Criar a curva de configuração dos dentes posteriores da mandíbula (linha tracejada vermelha). A curva azul é a curva de configuração dos dentes posteriores da maxila. G. Preparar o primeiro molar esquerdo da mandíbula. O dente amarelo claro ainda não está posicionado, o amarelo escuro está posicionado preliminarmente, as linhas tracejadas azuis mostram a relação correspondente entre os pontos de referência e os seus pares, e a linha longa azul horizontal é o eixo para a rotação do dente. H. Vista labial da arcada dentária. I. Vista lingual da arcada dentária.

Conceber gengiva artificial e placa de base

Com base na arcada dentária e nos modelos edêntulos, a gengiva e a placa de base são desenhadas semiautomaticamente. A função "B-spline" é utilizada para criar a curva da borda da placa de base no lado do tecido e, em seguida, a curva da borda no lado polido é construída automaticamente. O limite entre os dentes e a placa de base pode ser obtido através da correspondência entre a gengiva marginal labial/bucal de cada dente e a margem gengival lingual/palatina de cada dente, que foi criada na base de dados **(Fig. 4.3a).** Os dados das rugas palatinas no modelo edêntulo da maxila são extraídos e engrossados em 2 mm com a função "Points-cloud Offset" (cria novas nuvens de pontos compensando as nuvens de pontos selecionadas com base num valor de compensação especificado) **(Fig. 4.3c).** Em seguida, a função "Loft Surface" (cria uma superfície B-spline através da elevação de curvas 3D selecionadas independentemente) é fornecida para terminar a construção da superfície polida da placa de base. A superfície do rebordo alveolar edêntulo dentro das curvas de contorno é extraída para ser a superfície de tecido da abertura completada **(Fig. 4.3b).**

Função "Sweep Surface" (Uma curva de trajetória é a trajetória ao longo da qual a curva geradora será varrida). Uma curva geradora é o perfil que será varrido ao longo da curva de trajetória para criar a superfície. Ao definir duas curvas de trajetória, a superfície estende-se até ao limite de ambas as curvas de trajetória e é chamada para criar um bordo hemisférico da placa de base. As curvas da borda no lado do tecido e no lado polido são tomadas como curvas de trajetória, e o hemisfério é tomado como gerador. O diâmetro do hemisfério será de 2 mm e pode ser ajustado livremente, se necessário **(Fig. 4.3d)**. A placa de base final está terminada **(Fig. 4.3e)** [4]

4. 2 Disposição dos dentes através de uma regra reconfigurável

A presente técnica propõe um método de arranjo automático de dentes para próteses completas, orientado por uma regra reconfigurável. Utiliza quatro operadores típicos, incluindo um operador de posição, um operador de escala, um operador de postura e um operador de contacto para estabelecer a associação de mapeamento de restrições entre os dentes e o conjunto de restrições do paciente individual. Ao utilizar a reorganização do processo de diferentes operadores de restrições, este método pode implementar de forma flexível diferentes regras clínicas de disposição dos dentes[4,49] . Quando combinado com um algoritmo de oclusão virtual baseado na deformação progressiva e iterativa do Laplaciano, o método proposto pode obter uma disposição automática e individual dos dentes[49]

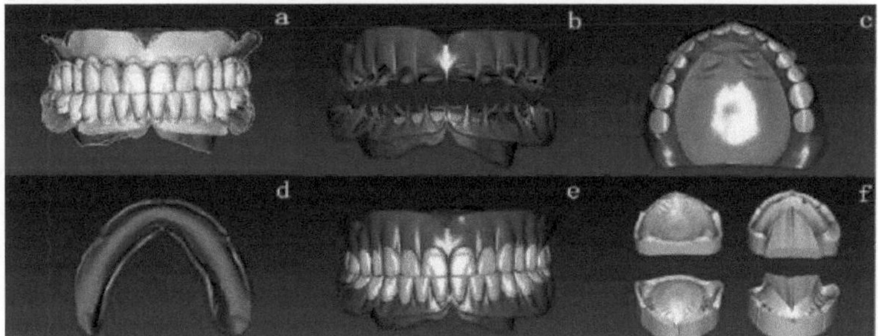

Figura 4.3 Gengiva projectada, placa de base e frascos virtuais **A.** Curvas de margem da placa de base (curvas amarelas). B. Superfície polida da placa de base. C. Parte da ruga palatina da placa de base superior. D. Borda hemisférica da placa de base. E. Modelos digitais de prótese completa acabados.
F. Frascos virtuais.

Fluxograma tecnológico

O processo de disposição automatizada dos dentes para próteses completas inclui as seguintes partes, conforme ilustrado na **(Fig. 4.4)**

A. Obtenção dos dados tridimensionais do paciente: A digitalização tridimensional de um modelo de gesso dos dentes do paciente e do rebordo oclusal de cera pré-fabricado é efectuada para obter os dados 3D da superfície edêntula.

B. Obtenção do conjunto de restrições de caraterísticas individualizadas: A extração dos conjuntos de restrições de caraterísticas individualizadas do paciente, tais como as curvas da crista alveolar maxilar e mandibular e a linha do lábio alto, é efectuada com base no modelo edêntulo e no rebordo oclusal em cera para gerar as curvas de disposição dos dentes anteriores e posteriores maxilares e mandibulares.

C. Construção de uma base de dados de caraterísticas de dentes artificiais: Os dentes artificiais padrão são digitalizados e o ponto de restrição caraterístico é definido para definir o sistema de coordenadas do dente artificial.

D. Estabelecimento de um modelo orientado por regras: Um modelo que se baseia no princípio da disposição médica dos dentes e inclui as restrições caraterísticas juntamente com as restrições de contacto é estabelecido para conduzir a disposição virtual automatizada do dente artificial.

E. Oclusão virtual: A oclusão virtual é efectuada para as superfícies oclusais maxilar e mandibular para obter uma disposição completa dos dentes da prótese.

As etapas individuais são explicadas resumidamente nos parágrafos seguintes.

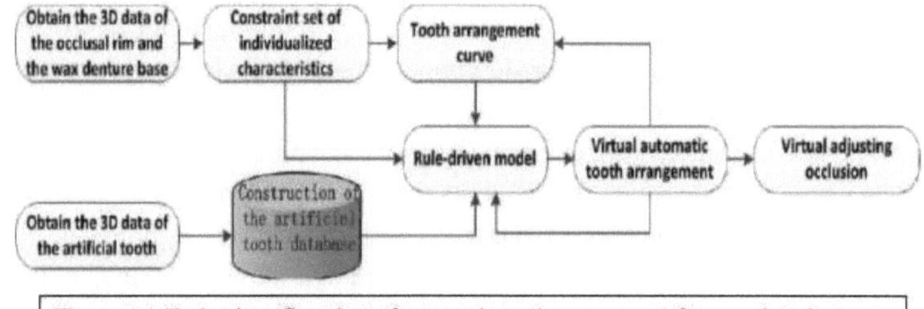

Figure 4.4. Technology flowchart of automatic tooth arrangement for complete dentures.

Obtenção do conjunto de restrições de caraterísticas individualizadas

A digitalização é utilizada para obter o modelo maxilar e mandibular edêntulo e o modelo digital tridimensional do rebordo oclusal em cera, como se mostra na **(Fig. 4.5A)** e (4.5B). A maxila e a mandíbula edêntulas do paciente e o rebordo oclusal de cera pré-fabricado incluem as caraterísticas anatómicas individualizadas do paciente; estas são obtidas uma a uma através da definição das curvas e superfícies e são armazenadas estruturalmente através de ficheiros XML, como se mostra na **(Fig. 4.4C)**[4] . As caraterísticas individualizadas definidas constituem o conjunto de informações de restrição *{Ci}*, como se mostra na **Tabela 1.**

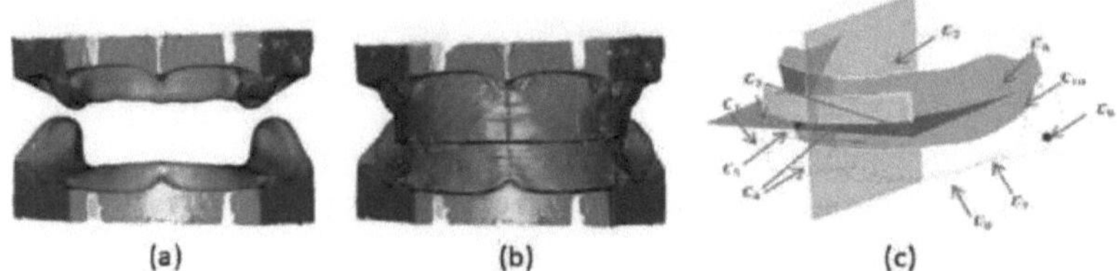

Figura 4.5. Obtenção do conjunto de restrições de caraterísticas individualizadas. (a) Modelo digital desdentado; (b) modelo digital de rebordo oclusal pré-fabricado; (c) conjunto de restrições de caraterísticas individualizadas extraídas.

Tabela 1. Caraterísticas individualizadas informações sobre restrições

Tipo de restrição	Nome da restrição	Método de obtenção da restrição
Restrições estéticas	Cf Plano oclusal	Encaixar as superfícies de contacto dos aros maxilar e mandibular
	C_2 : Plano sagital mediano	Plano oclusal vertical simétrico
	C_3 : Linhas da boca esquerda e direita	Extração direta do rebordo oclusal digital

	C_4 : Linha dos lábios alta e baixa	Extração direta do bordo oclusal digital
	C_5 : Superfície de restrição de plenitude	A linha do lábio superior e as linhas da boca esquerda e direita intersectam a superfície do rebordo oclusal de cera
Restrições anatómicas	C*: Linha da crista alveolar maxilar	Extração interactiva a partir de um modelo maxilar desdentado
	C?: Linha da crista alveolar mandibular	Extração interactiva a partir de modelos mandibulares edêntulos
	C_8 : Linha de base do bordo	Extração interactiva a partir de modelos maxilares e mandibulares desdentados
	G>: Pontos de almofada posteriores dos molares mandibulares esquerdo e direito	Extração interactiva a partir de modelos mandibulares edêntulos
Restrição de associação	C_{lo} : A superfície formada pelas cristas alveolares superior e inferior	Interpolação a partir das curvas das cristas alveolares maxilar e mandibular

Construção de uma base de dados de dentes artificiais

Para apoiar a regra de arranjo do dente de acompanhamento, é necessário construir um sistema de coordenadas para o dente artificial e definir suas caraterísticas. Como os diferentes tipos de dentes apresentam grandes diferenças na morfologia e na função, além de suas caraterísticas de posicionamento durante a disposição, é necessário definir as caraterísticas de acordo com a função. O sistema de coordenadas local é utilizado para controlar a relação posicional entre a superfície oclusal e o plano oclusal. Os pontos da marca de plenitude e o longo eixo do dente são usados para controlar a postura do dente, a fossa central é usada para restringir a posição vestibulolingual dos dentes posteriores, e a cúspide e a marca do sulco médio-bucal são usadas para determinar a relação escalonada da cúspide e do alvéolo do dente posterior, como mostra a **(Fig. 4.6)** .[4]

"+" significa "precisa", e "não precisa". As caraterísticas de construção de um dente padrão são mostradas na **Tabela 2.** Tomando os dentes artificiais do lado esquerdo como exemplo, as regras de numeração são ilustradas. Os dentes artificiais do lado direito são da mesma forma, mas o subscrito é alterado para "R".

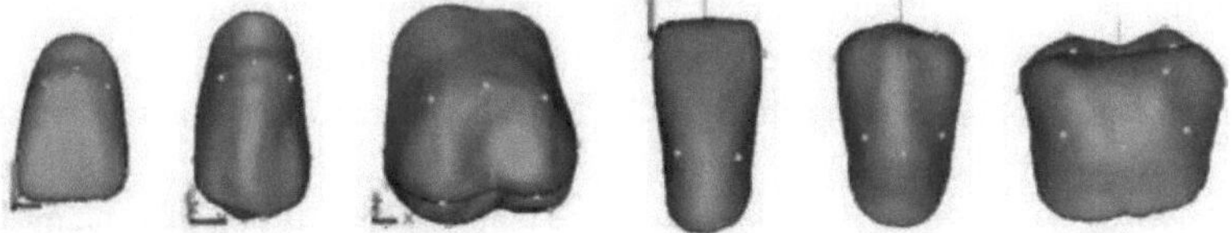

Figura 4.6. Definição das caraterísticas dos dentes artificiais, (a) 1° incisivo superior esquerdo; **(b)** 4° pré-molar esquerdo do maxilar; **(c)** 6° molar esquerdo do maxilar; **(d)** 1° incisivo esquerdo da mandíbula;
(e) 4° pré-molar esquerdo da mandíbula; e **(f)** 6th molar esquerdo da mandíbula.

Estrutura de disposição de dentes virtuais orientada por regras

Com base no facto de que existe uma certa relação de constrangimento entre a posição da dentição completa e as caraterísticas individualizadas da mandíbula edêntula, a presente técnica propõe uma estrutura de arranjo dentário virtual orientada por regras de constrangimento com um processo dinâmico e reconfigurável[4] . Ela inclui,

Tabela 2. Informações caraterísticas dos dentes artificiais.

Table 2. Characteristic information for artificial teeth.

Tooth type	Local coordinate system	Fullness mark point	Tooth long axis	Central fossa	Cusp	Mid-buccal groove mark points	Mesiodistal contact points
Maxillary anterior teeth $T^T_{iL,R}$, $i = 1,2$	+	+	-	-	-	-	+
Maxillary premolar T^T_{i4}	+	-	+	-	+	-	+
Maxillary molar T^T_{iLR}, $i = 5,6,7$	+	-	-	-	+	-	+
Mandibular anterior teeth T^D_{iLR}, $i = 1,2$	+	-	+	-	-	-	+
Mandibular premolars T^D_{i4}	-	-	+	+	+	-	+
Mandibular molars T^D_{iLR}, $i = 5,6,7$	-	-	+	+	+	+	+

Note: In the formula, T sup "T" means "Top", "D" means "Down". "T" represents the maxillary teeth, and the "D" represents the mandibular teeth. T sub "L" means "Left", "R" means "Right". "L" represents the left tooth, and "R" represents the right tooth.

Operador de restrição geométrica

1. ***Operador de restrição de posição P:*** As restrições de posição podem permitir que a dentição padrão tenha uma disposição preliminar de acordo com as regiões funcionais, e a definição da curva de disposição dos dentes pode orientar a disposição da dentição em cada região funcional. A curva de disposição dos dentes anteriores maxilares *P1* = C1ΠC5, é definida pela intersecção do plano oclusal *C1* e a superfície de restrição de plenitude C5, que orienta as bordas dos dentes anteriores maxilares a se organizarem ao longo da curva de disposição dos dentes. A curva de arranjo dentário do dente anterior mandibular *P2* = *Offset (P1, d0)* é formada por *P1* no plano oclusal com um offset ao longo da direção lingual, e a distância de offset *d0* = 1~3mm, que guia a borda do dente anterior mandibular para arranjar ao longo da curva de arranjo dentário[4] . A curva de disposição dos dentes posteriores (para distinguir a ordem de disposição dos dentes posteriores, as curvas de disposição dos dentes posteriores maxilares e mandibulares são definidas como *P4* e *P5*, respetivamente) é definida pela linha reta dos pontos de contacto da coifa do segundo incisivo lateral mandibular até ao ponto caraterístico da almofada posterior do molar *C9*, que orienta a fossa central posterior a organizar-se por ordem ao longo da curva de disposição dos dentes posteriores. A restrição de posição *P3* do canino é determinada pela relação de contacto dos dentes adjacentes inicialmente dispostos 4 -

2. ***Operador de restrição de proporção S:*** O tamanho real da arcada dentária e a posição da curva de sorriso do paciente não são inconsistentes. Por isso, é necessário efetuar um ajuste individualizado do tamanho do dente padrão. Ao coletar as linhas de boca esquerda e direita *C3* e as linhas de lábio alto e baixo C4, podemos calcular o coeficiente de proporção mesiodistal *a* 1 para a restrição de tamanho *S1* dos dentes anteriores superiores, o coeficiente de proporção cervico-oclusal^ 1, o coeficiente de proporção mesiodistal a2 para a restrição de tamanho *S2* dos dentes anteriores inferiores e o coeficiente de proporção cervico-oclusal ft2, onde *D*(.) representa a distância mesiodistal do dente atual, e *LTOP* e *Ldown* representam os comprimentos de arco da curva de arranjo dos dentes anteriores maxilares e da curva de arranjo dos dentes anteriores mandibulares,

respetivamente. H_{up} e *Hdown* representam a distância da linha do lábio alto e da linha do lábio baixo ao plano oclusal *C1*, respetivamente, e *s0*, *s* 1, *s2* e *s3* são os valores de correção, que no presente trabalho são 0, 0, 1,5 e 1,7, respetivamente .[4]

$$\alpha_1 \cdot \sum_{i=1}^{i\leq 3}(D(T_{Li}^T) + D(T_{Ri}^T)) = L_{Top} + \varepsilon_0 \tag{1}$$

$$\alpha_2 \cdot \sum_{i=1}^{i\leq 3}(D(T_{Li}^D) + D(T_{Ri}^D)) = L_{down} - D(T_{L3}^T) + \varepsilon_1 \tag{2}$$

$$\beta_1 \cdot L_{LUi} = H_{up} \cdot \varepsilon_2 \tag{3}$$

$$\beta_2 \cdot L_{LDi} = H_{down} \cdot \varepsilon_3 \tag{4}$$

O coeficiente de proporção *y* da restrição de tamanho do dente posterior *S3* é definido pela distância entre o ponto médio distante do dente anterior do maxilar e o ponto caraterístico da almofada posterior do molar, onde *Lback* representa o comprimento da curva de disposição do dente posterior e *s4* é o valor de correção; em geral, *s4* = 0 .[3 4]

$$\gamma \cdot \sum_{i=4}^{i\leq 7} D(T_{Li}^T) = L_{back} + \varepsilon_4 \tag{5}$$

1 ***Operador de constrangimento postural R:*** O constrangimento postural é utilizado para definir o

A postura de um dente artificial na curva caraterística de restrição (como a curva de disposição do dente anterior ou a curva de disposição do dente posterior). Na disposição dos dentes anteriores superiores, a curva de disposição dos dentes anteriores superiores e a superfície de restrição de plenitude são usadas como alvos para restringir e definir a postura do dente anterior superior. Primeiramente, o incisivo central superior é inserido e o ponto E^0 ip é movido para a intersecção da curva de disposição dos dentes anteriores superiores com o plano sagital mediano (*V1* e *V2* são os pontos dos dentes, e seus pontos de projeção no eixo de coordenadas local X são E° i e
E°2); em seguida, utilizando a distância mesiodistal como raio, o ponto E' é movido para a curva de disposição dos dentes anteriores do maxilar. Finalmente, a marca de plenitude *V3* é girada ao longo do eixo F° E' para a superfície de restrição de plenitude C5 **(Fig. 4.7A-4.7C),** O controlo da postura do dente anterior mandibular não tem uma superfície de restrição de plenitude[4] . Nesse caso, calculamos primeiro o ponto médio *V6* dos pontos de limite da base *V4* e *V5* e o vetor *V6* E7 da crista alveolar E7, ajustando o eixo longo do dente anterior mandibular para ser

paralelo a *V6* E7 para restringir a postura dos dentes anteriores mandibulares em **(Fig. 4.7D)** .[4]

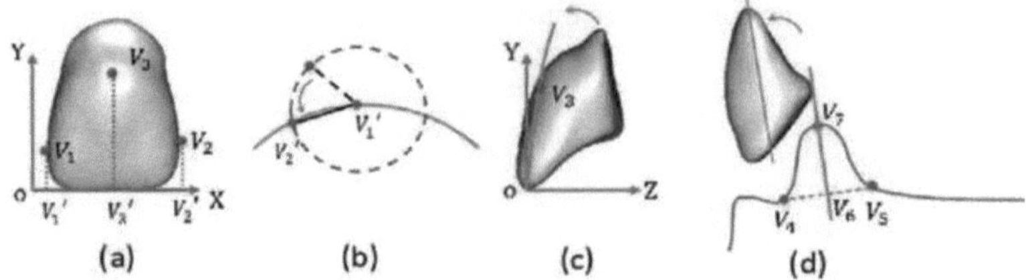

Figura 6.7. Ajuste da postura dos dentes anteriores, (a) Definição das caraterísticas do incisivo central superior; (b) rotação da postura do incisivo central superior na curva de disposição dos dentes; **(c)** a marca de plenitude do incisivo central superior gira para a superfície de restrição de plenitude; e **(d)** ajuste da postura do eixo longo do incisivo central inferior.

O procedimento para a restrição postural dos dentes posteriores pode ser dividido em duas etapas. **A primeira etapa** é a restrição de postura preliminar, que define diretamente a postura do dente posterior e a relação posicional com os planos do sistema de coordenadas xoz no sistema de coordenadas do banco de dados do dente artificial; a coincidência dos planos do sistema de coordenadas com o plano oclusal é usada para determinar a postura inicial do dente posterior. **O segundo passo** é a restrição de postura geral da dentição do dente posterior. Aqui, a extremidade vestibular da dentição do dente posterior inicial

Os dentes posteriores maxilares posicionados formam a curva oclusal longitudinal, como mostra a curva laranja na **(Fig. 4.8** C); a ponta vestibular posterior mandibular correspondente corresponde à fossa central posterior maxilar a partir do 6º molar mandibular para o rearranjo .[4]

4. Operador de restrição de contacto *F*.

Restrição de contacto do dente adjacente Fl: Durante a colocação dos dentes artificiais, é necessário manter o contacto com os dentes em tempo real, pelo que os dentes adjacentes necessitam de uma interferência de 0±0,01 mm para entrarem em contacto total. A utilização de uma caixa delimitadora hierárquica pode acelerar a deteção de colisões em tempo real. Considerando o efeito da escala do dente na caixa delimitadora hierárquica, podemos utilizar a Loose Octree para efetuar a divisão do espaço para os dentes adjacentes; depois, utilizando o Teorema do Eixo Separador (SAT) para detetar a colisão, podemos considerar a distância média dos pontos na região de interferência como a quantidade de interferência, como se mostra na **(Fig. 4.8A)** [4]

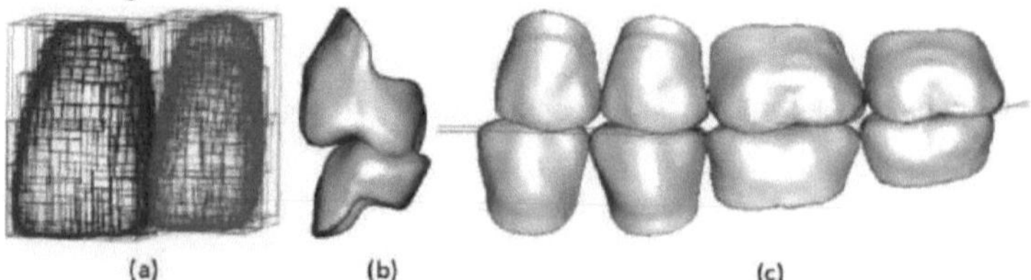

Fig 4.8. Modelo de restrição de contacto, (a) dentes adjacentes posicionados por Loose Octree; **(b)**

contacto oclusal dos primeiros molares maxilares e mandibulares; **(c)** contacto oclusal da dentição posterior.

Restrição de contacto oclusal F2; A relação de contacto oclusal é um fator chave na recuperação de um movimento mastigatório correto. De acordo com a relação oclusal correta entre os dentes posteriores maxilares e mandibulares, é definida a restrição de contacto oclusal. Em primeiro lugar, a fossa central do primeiro molar mandibular inicialmente posicionado é disposta ao longo da curva da ponta dos dentes posteriores maxilares; em segundo lugar, o primeiro molar mandibular é rodado ao longo da fossa central até à posição de contacto oclusal, como se mostra na **(Fig. 4.8B).** Finalmente, o dente adjacente atinge a restrição de contacto oclusal por ordem, como se mostra na **(Fig. 4.8C).**

A regra reconfigurável *R* orienta a disposição dos dentes. A estratégia para a disposição dos dentes da prótese total não é única. Com base nos modelos de restrições acima referidos, podem ser implementados vários processos de arranjo dentário típicos orientados por regras, de acordo com as condições dos diferentes pacientes. Na estrutura virtual de arranjo dos dentes apresentada na **(Fig. 4.7),** a regra sequencial Rl = {SI, Pl, Rl, P2, R2, P3, R3, P5.}, que representa

1. SI: o incisivo central maxilar TT LI e o incisivo lateral TTL2 atingem a destartarização sob a restrição das caraterísticas {C3, C4,C9};
2. Pl: TT LI e TTL2 estão posicionados na curva de disposição dos dentes anteriores do maxilar sob a restrição de caraterísticas {Cl, C2, C6, C7, C8, C9, CIO};
3. R3: TT LI e TT L2 têm controlo de postura sob a restrição de caraterísticas {Cl, C2, C5, C6, C7};
4. P2: o incisivo central inferior TD LI e o incisivo lateral TD L2 são posicionados na curva de disposição dos dentes anteriores da mandíbula sob a restrição de caraterísticas;
5. R2: A TD LI e a TD L2 têm controlo de postura sob a restrição de caraterísticas;
6. P3 e R3 são utilizados primeiro para posicionar os caninos superiores, seguidos do ajuste da postura; e
7. P5 é utilizado para obter a disposição inicial da dentição mandibular [4]

De acordo com as diferentes estratégias de disposição dos dentes, as regras de disposição dos dentes podem ser reconfiguradas dinamicamente. Ao estabelecer um operador de restrição caraterístico, o processo de disposição dos dentes é reconfigurado de acordo com as regras de disposição dos dentes. De acordo com as restrições acima, todos os dentes artificiais são dispostos em sequência, como mostra a **(Fig. 4.9)** [4]

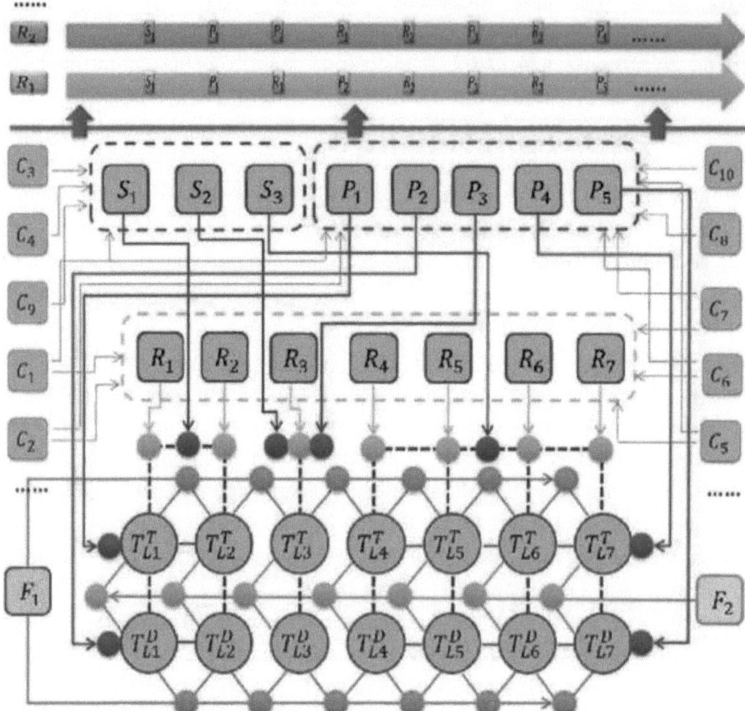

Figura 4.9 Estrutura de disposição dos dentes com base nas regras.

Ajuste virtual da oclusão

Para formar uma boa relação oclusal entre os dentes opostos, é necessário ajustar as superfícies oclusais dos dentes para eliminar ou reduzir o ajuste e o ranger de dentes quando o doente usa a prótese. Considerando que as coordenadas Laplacianas podem descrever os detalhes geométricos locais de uma superfície e podem manter as caraterísticas anatómicas do plano oclusal durante um processo de deformação, foi proposta a utilização da deformação Laplaciana iterativa progressiva para conseguir um ajuste virtual da oclusão. Em primeiro lugar, o método apresentado anteriormente é utilizado para calcular a região de interferência como a área a ser deformada; o ponto definido na região $\{v_i, i=1,...,n\}$ é apresentado como a área verde na **(Fig. 4.10 A)**[4] . As coordenadas Laplacianas $\{vi\}\Delta = \{\delta i\}$ são[(6)]

$$\delta_i = \sum_{j \in N(i)} \omega_{ij}(v_i - v_j) \quad (6)$$

Onde *N(i)* é o conjunto de pontos da vizinhança de 1 anel adjacentes a *vi, rnij* representa o peso da ligação dos vértices *vi* e *vj*, e $\Sigma j 2N(i) \omega ij = 1$ (geralmente $\omega ij=1/di$, e *di* é o número de pontos que estão próximos de *vi*.). A matriz representa a coordenada Laplaciana $\Delta = LV$, , em que L é o operador Laplaciano para n x n dimensões. Em segundo lugar, seleccionamos o conjunto de pontos com uma distância maior na região de interferência como o conjunto de pontos de controlo, como mostra a área vermelha na **(Fig. 4.10** Aj. Cada vez que o conjunto de pontos de controlo é movido 0,5 _ distância *Dmax* em direção à mandíbula oposta ao longo da direção do vetor normal médio da região, a posição do ponto na região deformada é actualizada; esta aproximação iterativa é repetida até satisfazer o requisito de interferência da superfície oclusal[4] . Para reduzir o fenómeno de distorção na região deformada, a equação de minimização para *E(V0)* é utilizada para calcular o deslocamento do ponto na região deformada

$$E(V') = \sum_{i=1}^{n} \|\delta_i - \delta'_i\|^2 + \sum_{i=m}^{n} \|v'_i - u_i\|^2 \qquad (7)$$

δ'_i 1 é a coordenada Laplaciana do vértice alvo, e *v*'i é a posição do ponto de pega após a deformação, e *ui* é a posição alvo do ponto de pega.

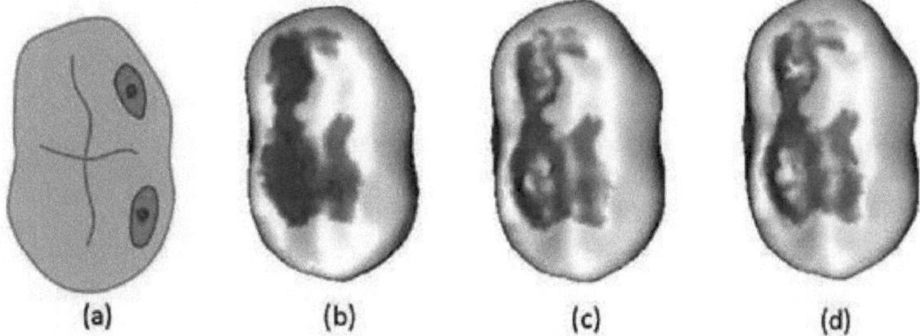

Figura 4.10. Ajuste virtual da oclusão, (a) análise da região oclusal; **(b)** deteção da região de interferência oclusal: **(c)** resultados após 10 processos iterativos; **(d)** resultados após 20 processos iterativos. As distâncias de interferência superiores a 0,05 mm são apresentadas a vermelho e as distâncias de interferência inferiores a 0,05 mm são apresentadas a azul claro.

Os problemas acima referidos são convertidos em problemas de otimização com a restrição de localização *AV' = b*

$$A = \begin{bmatrix} L \\ H \end{bmatrix}, b = \begin{bmatrix} \Delta \\ h \end{bmatrix}$$

, H é uma matriz *m* x *n-dimensional* que representa o peso do ponto de restrição, e *h = {hi, i = n±m}* é a matriz *m* x 3-dimensional que representa as coordenadas do ponto de restrição. O método de ajuste dos mínimos quadrados é utilizado para resolver o conjunto final de pontos N da região deformada. O processo de deformação é mostrado na **(Fig 4.10 B, C)** [4]

Estudo experimental sobre a regra reconfigurável

Foi efectuado um estudo de investigação experimental por Ning Dai et al. utilizando a nova regra reconfigurável baseada na tecnologia, utilizando um modelo de gesso desdentado e uma base dentária. Foi utilizado o método convencional para fazer um rebordo oclusal em cera, como se mostra na **(Fig. 4.11 A).** Foi utilizado um scanner 3Shape D700 da Dinamarca (3Shape Q-750} com uma precisão de *0,02 mm*, 3Shape, Copenhaga, Dinamarca) para digitalizar o rebordo oclusal em cera. Os dados de restrição geométrica necessários para a disposição dos dentes, tais como o plano oclusal, a superfície de restrição de plenitude e as curvas de disposição dos dentes maxilares e mandibulares, foram extraídos como se mostra na **(Fig. 4.11 B).** O cálculo do arranjo dentário virtual foi desenvolvido na plataforma VC2008, e o OpenGL2.0 foi utilizado para exibição gráfica .[4]

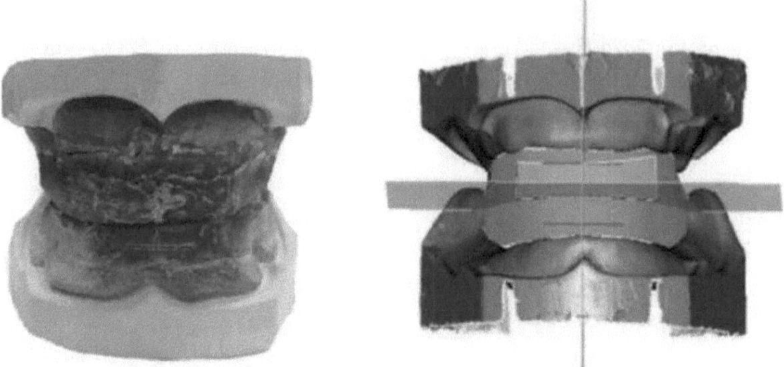

Figura 4.11. Extração da informação da restrição de disposição dos dentes.
(a) Preparação do rebordo oclusal em cera; **(b)** Restrições de disposição dos dentes extraídos.

4.3 Resultados experimentais da disposição dos dentes

Combinando o método de regras reconfiguráveis com a experiência convencional de disposição dos dentes no fabrico de próteses completas, os autores desenvolveram uma estratégia de disposição dos dentes que envolveu o seguinte

1. Disposição dos incisivos centrais e laterais superiores **(Fig. 4.12A).**
2. Disposição dos incisivos centrais e laterais da mandíbula **(Fig. 4.12B).**
3. Disposição dos caninos mandibulares **(Fig. 4.12C).**
4. Geração da curva de disposição dos dentes posteriores e disposição dos dentes posteriores maxilares iniciais **(Fig. 4.12D).**
5. Disposição dos dentes posteriores mandibulares iniciais **(Fig. 4.12E).**
6. Disposição dos caninos superiores **(Fig. 4.12F).**
7. Geração das curvas longitudinais da maxila e da mandíbula e rearranjo dos dentes posteriores da maxila **(Fig. 4.12G)** e
8. Rearranjo dos dentes posteriores da mandíbula **(Fig. 4.12H).**

As posições de alguns dentes podem ser ajustadas manualmente. A dentição acabada é mostrada na **(Fig 4.12** I); a disposição dos dentes durou aproximadamente 15 segundos.

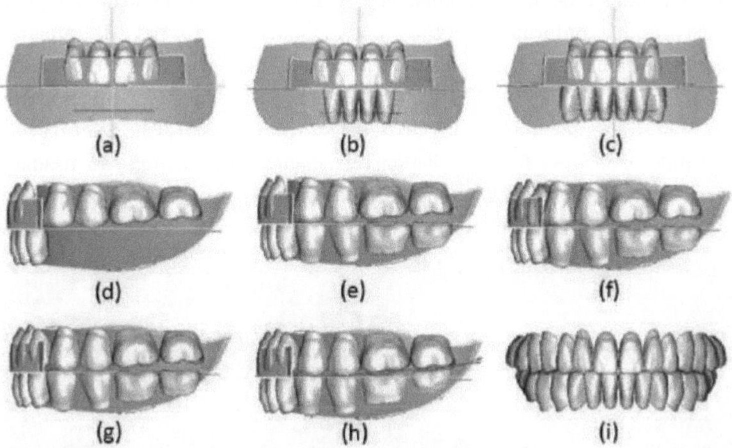

Figura 4.12. Disposição virtual dos dentes, (a) Disposição dos dentes anteriores maxilares; **(b)** disposição dos dentes anteriores mandibulares; **(c)** disposição dos caninos mandibulares; **(d)** disposição dos dentes posteriores maxilares iniciais; **(e)** disposição dos dentes posteriores mandibulares iniciais; (1) disposição dos caninos maxilares; **(g)** rearranjo dos dentes posteriores maxilares; **(h)** rearranjo dos dentes posteriores mandibulares; e **(i)** vista frontal da dentição completa,

Resultados da oclusão de ajuste virtual

A deteção da região de interferência da dentição acabada é apresentada na **(Fig. 4.13 A);**
as regiões com interferência superior a 0,05 mm são apresentadas a vermelho, e as regiões com
menos de 0,05 mm de interferência são mostrados a azul. A oclusão de ajuste virtual
que resulta quando a interferência máxima permitida é fixada em 0,02 mm e 0,01 mm é mostrado na **(Fig. 4.13B e 4.13C),** respetivamente. O tempo necessário para o ajuste virtual da oclusão foi de aproximadamente 25 segundos .[4]

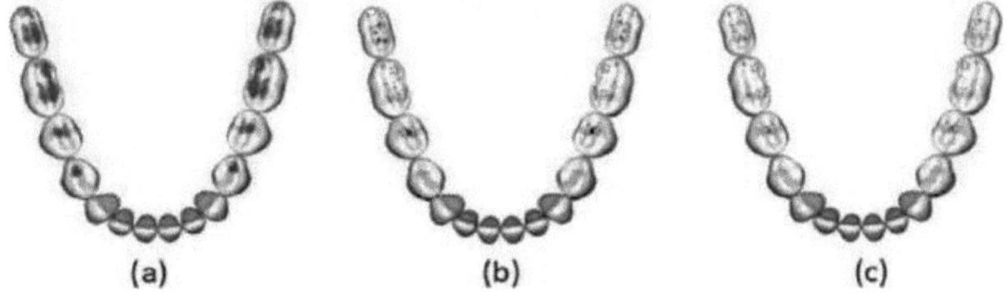

Figura 4.13. Oclusão de ajuste virtual, (a) Deteção da região de interferência; **(b)** oclusão de ajuste virtual com uma interferência máxima de 0,02 mm; e **(c)** oclusão virtual com uma interferência máxima de 0,Ol mm.

4.4 Disposição de dentes artificiais utilizando o 3Shape Dental System 2013

Os dentes podem ser movidos nos planos sagital, horizontal e coronal durante a modelação utilizando o 3Shape Dental System 2013. O comprimento, a largura e a altura da dentição podem ser ajustados, e a localização da dentição pode ser modificada em conformidade para corresponder às formas da arcada dos indivíduos. Para cada dente, a modificação/ajuste também pode ser efectuada para todo o dente ou para as regiões locais do dente[4,35]. Um conjunto de dentições padrão com diferentes tonalidades de dentes artificiais está disponível na base de dados Smile. Todas as funções disponíveis mencionadas acima são usadas para organizar os dentes artificiais nos modelos virtuais 3D para corresponder às formas particulares das arcadas do paciente[35]

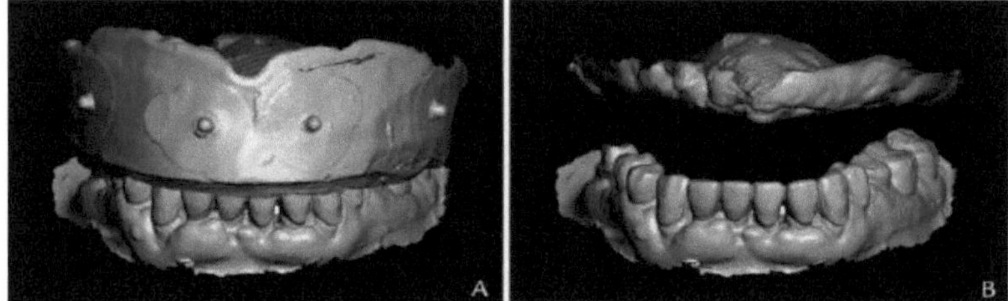

Figura 4.14. A, Rebordo de oclusão maxilar articulado com a arcada dentada mandibular. **B, Arco** edêntulo maxilar articulado com arco dentado mandibular na dimensão vertical desejada.

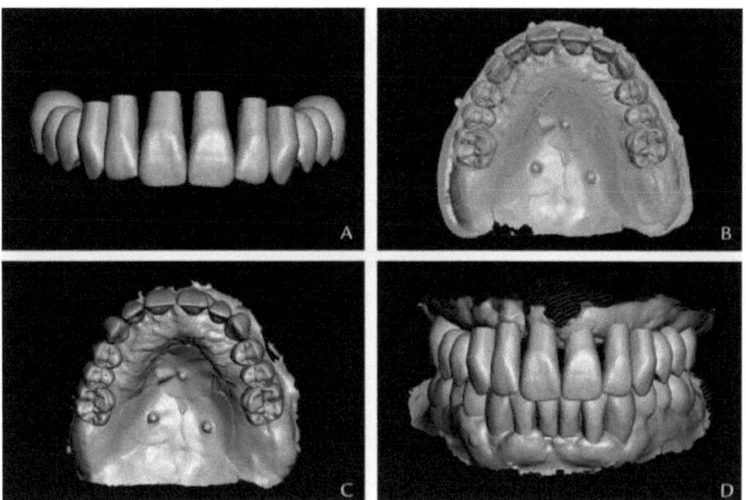

Figura 4.15. A, Dentes maxilares importados. **B,** Aro de oclusão transparente para verificação do alinhamento dos dentes de acordo com o esquema oclusal proposto, obtido a partir do aro de oclusão. C, Vista oclusal da disposição dos dentes maxilares de acordo com o aro de oclusão. D, Vista anterior da disposição dos dentes demonstrando os tecidos gengivais ausentes.

Disposição dos dentes da prótese completa utilizando software CAD de fonte aberta

Importar a arcada edêntula, o rebordo de oclusão e a arcada mandibular para um programa de software CAD de código aberto (Meshmixer; Autodesk Inc) **(Fig. 4.14).** Selecionar o ficheiro do rebordo de oclusão, clicar em "Shaders" e tornar o ficheiro transparente, arrastando e largando a sombra transparente no rebordo de oclusão realçado. Importar os dentes maxilares adequados e, de acordo com a borda de oclusão, ajustar a posição do dente para a borda incisal e o corredor vestibular corretos **(Fig. 4.15)** .[69]

Discussão

Este capítulo apresentou uma nova técnica reconfigurável de disposição de dentes para próteses completas, juntamente com quatro outros métodos de disposição de dentes para pacientes desdentados individuais. Quatro operadores típicos foram projectados e usados para estabelecer a associação de mapeamento entre cada dente padrão caraterístico e os conjuntos de restrições do paciente. A reconfiguração dos processos permite a obtenção de diferentes regras clínicas de disposição dos dentes. Isto tem um significado considerável para o estudo da disposição automática dos dentes para próteses completas e para o estudo da teoria da disposição dos dentes. Combinado com o algoritmo de oclusão de ajuste virtual baseado na deformação Laplaciana iterativa progressiva, o método proposto pode alcançar uma disposição dentária individualizada e automatizada de alta precisão. Quando associado a um processo de fabrico de impressão 3D, o método proposto pode melhorar ainda mais a eficiência e a qualidade do fabrico de próteses completas, reduzindo o seu custo e substituindo os métodos tradicionais de fabrico de próteses completas ineficientes e de mão de obra intensiva. Existem vários outros programas de software CAD disponíveis para desenhar a disposição dos dentes de uma prótese completa e podemos escolher o software de acordo com o sistema selecionado para o fabrico da prótese completa. Os sistemas atualmente disponíveis fornecem uma seleção de dentes a partir da biblioteca de dentes disponível no software CAD fornecido pelo fabricante para a disposição dos dentes. O processo de desenho ainda é complexo e a integração de um sistema digital de disposição de dentes de prótese total com registos da trajetória mandibular do paciente em tempo real melhorará ainda mais a precisão do desenho da prótese total e fornecerá uma ferramenta para o estudo teórico de uma nova geração de próteses totais biónicas.

CAPÍTULO 5

5. MATERIAIS E PROPRIEDADES

É crucialmente importante que a equipa de restauração compreenda o espetro de materiais CAD/CAM que estão disponíveis para assegurar os melhores resultados de tratamento para os pacientes[85] . Os materiais podem ser utilizados para produzir próteses e estruturas de restauração através de fabrico subtrativo (fresagem) ou fabrico aditivo (RP, impressão 3D) [85, 86] y|ns capítulo abordará os materiais que utilizam as tecnologias CAD/CAM para o fabrico de próteses completas e as suas propriedades.

O fabrico subtrativo envolve a fresagem da forma volumétrica concebida a partir de um material pré-sinterizado ou sinterizado, utilizando uma máquina de fresagem que funciona em condições húmidas ou secas, de acordo com o desenho enviado para o sistema de fresagem para fabrico. Os materiais fresáveis recentes incluem cera, PMMA, resinas compostas, polímeros de alto desempenho, metais e cerâmicas[86] dos quais o PMMA é descrito em pormenor neste capítulo.

Materiais utilizados no fabrico subtrativo ou na fresagem.

5.1 Cera

Principalmente compostos por polímeros de acrilato, os padrões de cera para vários procedimentos de restauração podem ser concebidos e fresados digitalmente, tornando-os eficazes em termos de tempo e de custos[86] . O enceramento tradicional exige muita perícia e consome muito tempo. Estas próteses de cera desempenham um papel vital no DRCD, especialmente quando é marcada uma consulta de prova[9,57] . Os discos de cera estão disponíveis em várias cores, incluindo rosa, vermelho e branco. As próteses de cera são utilizadas para finalizar o DRCD, avaliando a adaptação, o contorno, a fonética e a estética e, se necessário, podem ser feitas correcções a estas próteses enceradas.

5.2 PMMA (Polimetilmetacrilato)

O PMMA utilizado em medicina dentária é um plástico termoplástico, transparente e ambientalmente estável, com uma fórmula química (C5O2H8)n. É um polímero forte, mas leve, com uma densidade de 1,17-1,20 g/cm3 , possuindo uma resistência à compressão entre 85 e 110 MPa e uma resistência à tração entre 30 e 50 MPa. O PMMA possui um coeficiente de expansão térmica relativamente elevado, e durante a polimerização in situ, as temperaturas podem atingir valores elevados como 40 e 56°C. O PMMA tem um rácio máximo de absorção de água de 0,3-0,4% em peso, o que altera a resistência à tração, que diminui com a absorção de água[83,85] . O PMMA é o polímero sintético do metilmetacrilato (MMA). O processo de obtenção do produto final é designado por polimerização, que é uma reação gerada pela produção de radicais livres, como o peróxido de benzoílo, e é induzida por: calor (cura térmica), cura química (autopolimerização) ou luz (cura por luz) .[83,85,86]

As desvantagens do PMMA estão relacionadas com a presença de metacrilato de metilo não reagido. Este monómero residual é responsável pela toxicidade, pelas baixas propriedades mecânicas do PMMA e pela absorção de água. O MMA está associado a reacções de hipersensibilidade imunológica na gengiva e na mucosa, estas moléculas são pequenas, hidrofílicas, difundem-se rapidamente na cavidade oral e alteram as propriedades mecânicas do PMMA. A temperatura e o tempo de polimerização influenciam consideravelmente a quantidade de monómero residual. O PMMA ativado pelo calor tem um peso molecular elevado, menos porosidade, melhor resistência, menor teor de monómero residual, menos distorção e deformação inicial quando comparado com o PMMA quimicamente (auto) ativado[83, 86].

Recentemente, o PMMA CAD/CAM tem sido o material de eleição para a fresagem de próteses que são coloridas e polidas de forma semelhante às próteses convencionais[86]. O PMMA para o fabrico de próteses CADCAM está disponível sob a forma de discos acrílicos pré-polimerizados para a tecnologia subtractiva e está disponível sob a forma de pó líquido para a tecnologia aditiva[83,86,88]. A norma ISO para a base polimérica de prótese 20795-1:2013 exige as seguintes especificações para os polímeros acrílicos:

- Não há vazios que possam ser observados por inspeção visual,
- A resistência à flexão final não deve ser inferior a 65 MPa;
- O módulo de flexão deve ser de, pelo menos, 200 MPa,
- O limite superior para o monómero residual de MMA é de 2,2% de fração mássica,
- a sorção de água não deve exceder 32 g/mm ,[3]
- A solubilidade em água não deve exceder 1,6 g/mm .[3]

PROPRIEDADES

Hidrofilicidade

Há muito que se sabe que a hidrofilicidade desempenha um papel importante no aumento da retenção da prótese. Vários estudos avaliaram a hidrofilicidade ou molhabilidade do PMMA CAD/CAM pré-polimerizado. Alammari estudou o efeito do polimento químico e mecânico na molhabilidade das resinas PMMA activadas pelo calor, activadas quimicamente e CAD/CAM. Concluiu que o PMMA CAD/CAM tinha o ângulo de contacto mais baixo (mais molhável) quando comparado com os outros PMMAs. Steinmassl et al. compararam as propriedades físicas de diferentes PMMA CAD/CAM com um PMMA convencional. Concluíram que todos os PMMA CAD/CAM tinham superfícies mais hidrofílicas do que o PMMA convencional[42, 85].

Monómero de resina acrílica residual

A utilização de alta pressão e temperatura para o fabrico do CAD/CAM PMMA contribui para o desenvolvimento de cadeias poliméricas mais longas do que o PMMA convencional ativado pelo calor, resultando num maior grau de conversão de monómeros, menor porosidade e redução do volume livre[42,85]. Um estudo realizado por Ayman comparou o conteúdo de monómero residual no PMMA convencional ativado pelo calor com o PMMA CAD/CAM e concluiu que o PMMA CAD/CAM tinha um conteúdo de monómero reduzido e atribuiu os resultados à pré-polimerização do PMMA CAD/CAM sob pressão[85, 86].

Rugosidade da superfície

Após o fabrico convencional de próteses completas, as superfícies de entalhe e camafeu das bases de próteses processadas apresentam superfícies rugosas. Foi demonstrado que a resina acrílica não polida causa manchas na superfície, acumulação de placa bacteriana e aderência de bactérias às bases devido à rugosidade excessiva da superfície. Vários estudos compararam a rugosidade inerente da superfície das próteses CAD/CAM com as próteses convencionais. Concluíram que todas as próteses CAD/CAM tinham superfícies mais suaves do que as próteses convencionais[85, 89].

Biocompatibilidade

Um estudo realizado por Srinivasan et al. comparou a biocompatibilidade de uma resina PMMA pré-polimerizada para base de prótese utilizada no fabrico CAD/CAM de CD com a de uma resina PMMA activada pelo calor[42] Foram cultivados osteoblastos primários humanos e fibroblastos embrionários de ratinho, que foram utilizados para testes de biocompatibilidade. Não foi registada qualquer diferença significativa na biocompatibilidade .[42,85]

Adaptação e retenção da base da prótese

Uma das desvantagens das próteses completas fabricadas convencionalmente é a contração volumétrica líquida do PMMA, que resulta numa fraca adaptação da base da prótese devido a alterações dimensionais. Vários estudos compararam a adaptação da base da prótese entre próteses completas fresadas, impressas e fabricadas convencionalmente. Goodacre et al. compararam a adaptação da base da prótese de técnicas de embalamento e prensagem, vazamento, injeção e CAD/CAM para fabricar CD, a fim de determinar qual o processo que produz a adaptação mais precisa e reproduzível[34, 42, 85, 86] . Foi determinado que o processo de fabrico CAD/CAM era a técnica de fabrico de próteses mais exacta e reprodutível quando comparada com as outras técnicas de processamento[42, 85]

Movimento de dentes de dentadura

Durante as técnicas convencionais de processamento de próteses, a contração do PMMA provoca o movimento dos dentes da prótese e a colagem manual de dentes individuais cardados numa base de prótese fresada pode levar a desvios da disposição planeada dos dentes[57, 85] . Goodacre et al. compararam CAD/CAM (dentes colados e monolíticos) e próteses fabricadas convencionalmente (pack & press, resina fluida e injeção) para determinar qual o processo que produz a prótese mais precisa e reprodutível. Concluíram que nenhuma técnica única produziu um movimento dentário zero perfeito. No entanto, a prótese monolítica CAD/CAM produziu o menor movimento dentário .[85]

Estabilidade da cor e coloração da superfície

A alteração da cor das bases de prótese é uma indicação de danos na superfície do

material e de envelhecimento. Um estudo que avaliou a estabilidade da cor de bases de próteses convencionais
PMMA submetido a diferentes soluções relatou que os corantes do café podiam penetrar a uma grande profundidade nas porosidades do PMMA, apesar das propriedades hidrofóbicas do café. Um estudo in vitro efectuado por Alp et al. avaliou, entre outros aspectos, a estabilidade da cor do CAD/CAM e do PMMA convencional. Verificaram uma alteração de cor impercetível do PMMA CAD/CAM testado quando imerso em café e sujeito a termociclagem. O acrílico fabricado em CAD/CAM alcançou uma melhor estabilidade de cor, melhores propriedades mecânicas, prevenção de porosidades e um melhor ajuste do que as resinas PMMA convencionais[42,85 ,87 , 89].

Módulo de elasticidade

Num estudo realizado por Steinmassl et al. 4 dos 5 materiais de prótese CAD/CAM tinham um módulo de elasticidade significativamente mais elevado do que a resina de base de prótese activada quimicamente testada. Além disso, 3 dos 5 materiais CAD/CAM tinham um módulo significativamente mais elevado do que a resina de base de prótese activada pelo calor testada. Duas das 5 resinas de base de prótese CAD/CAM exibiram uma resistência à fratura significativamente mais elevada do que as resinas activadas pelo calor e quimicamente activadas[42 , 85].

Resistência à flexão e tenacidade à fratura

Vários estudos compararam a resistência à flexão e a tenacidade à fratura do PMMACAD/CAM com o PMMA convencional polimerizado a quente .[85,91]
Pacquet et al.68 avaliaram as propriedades mecânicas das resinas de base de dentadura pack & press, de injeção e CAD/CAM. Verificaram que a resina PMMA de embalar e prensar tem a maior resistência à flexão, no entanto, mostrou um comportamento frágil. Concluíram que o PMMA CAD/CAM apresentava uma resistência à flexão e uma resistência à fratura melhoradas, quando comparado com o outro PMMA testado[85, 89] Um estudo que comparou as propriedades da superfície e a resistência à flexão do PMMA CAD/CAM com o PMMA polimerizado convencionalmente a quente concluiu que o PMMA CAD/CAM tinha uma resistência à flexão significativamente mais elevada do que o PMMA polimerizado convencionalmente a quente[85 ,88 , 91].

POLÍMEROS REFORÇADOS (DE ALTO DESEMPENHO)

Os polímeros de alto desempenho têm sido uma opção desejável para muitos clínicos, tendo em conta as suas propriedades mecânicas, físicas e biocompatíveis. A polieteretercetona (PEEK), a poliariletercetona termoplástica (Pekkton) e os blocos de compósito reforçados com fibras têm sido utilizados para fresar estruturas de próteses parciais removíveis e superestruturas suportadas por implantes para sobredentaduras e coifas telescópicas. Após o processamento, estes materiais são mecanicamente estáveis, mais fáceis de fresar do que os metais e, por conseguinte, são mais fáceis de utilizar nas máquinas de fresagem. A precisão do ajuste de próteses parciais removíveis fabricadas por técnicas convencionais e próteses CAD/CAM PEEK foi comparada com as últimas, resultando num ajuste comparável e, em alguns casos, superior às técnicas convencionais. Além disso, o teste de desgaste de dois corpos do PEEK foi mais favorável em comparação com os outros materiais CAD/CAM de resina composta e PMMA .[84,86]

5.2 FABRICO ADITIVO

Também designada por impressão 3D, esta tecnologia recente e emergente tem ganho muito interesse na área da medicina dentária devido às suas amplas capacidades para fornecer guias cirúrgicos, restaurações provisórias, talas oclusais, protecções de mordida, andaimes, aparelhos ortodônticos e próteses completas. Permite a construção de peças através da adição de materiais (resina, compósitos, metais e cerâmicas) camada a camada, com base num modelo 3D computorizado[85, 86].

5.2.1 PMMA

O PMMA é amplamente utilizado nos casos em que se pretende fabricar um CD impresso em 3D. As suas propriedades são comparáveis às do PMMA fresado e são superiores às do PMMA convencional utilizado para o fabrico de CDs. Estes PMMA não são pré-polimerizados e sofrem polimerização durante o processo de impressão. A 'DENTCA/Whole You' utiliza a impressão 3D para o fabrico de bases de prótese e é semelhante ao PMMA convencional[83] . O PMMA também pode ser reforçado através da incorporação de várias nanopartículas antes da impressão 3D. Um estudo realizado por Corina et al. utilizou nanocompósito de PMMA incorporado com 0,4% de TIO2 para fabricar as "próteses completas impressas em 3D com bom desempenho", que mantiveram as suas caraterísticas melhoradas após utilização permanente pelos pacientes durante 18 meses[85,86, 92] . Chung et al. testaram a resistência à fratura por lascagem e tração indireta de um material de impressão 3D com dentes de resina pré-fabricados convencionais. Os autores concluíram que o material de resina testado para impressão 3D de dentes de prótese proporciona uma resistência à fratura adequada para utilização em próteses completas .[85]

5.2.2 Ácido poliláctico (PLA)

O PLA é amigo do ambiente, composto por material biodegradável (matéria-prima de amido extraída de recursos vegetais renováveis, como o com), e é amplamente utilizado no domínio biomédico. Além disso, devido à sua baixa taxa de contração, tem também boas propriedades mecânicas, de módulo de elasticidade e de termoformagem, e quase não apresenta deformações quando é impresso. Além disso, o material PLA e a máquina FDM são relativamente baratos, o que pode reduzir o custo de fabrico de próteses completas após o desenho digital. Um tabuleiro personalizado de PLA impresso para um maxilar edêntulo demonstrou uma elevada reprodutibilidade e exatidão, mas é necessária uma maior exatidão para um padrão de prótese, pelo que a exatidão do PLA necessita de uma avaliação mais aprofundada .[45]

5.3 PMMA utilizado nos sistemas disponíveis (Quadro 1).

5.3.1 AvaDent

As próteses digitais AvaDent™ são fabricadas com precisão a partir de um disco de acrílico bio-higiénico patenteado e podem ser selecionados processos de dentes fresados ou colados. A base é o disco AvaDent™, um disco de acrílico especialmente fabricado, extremamente reticulado, produzido industrialmente sob uma pressão muito mais elevada do que a utilizada num processo de injeção tradicional. A AvaDent™ fornece três tipos de próteses fresadas:

XCL-2, uma prótese monolítica (os dentes e a base são uma única unidade) que é totalmente fresada (base e dentição) a partir de um disco AvaDent™ feito individualmente com dentes fresados policromáticos.

A XCL-1 é uma prótese monolítica que é totalmente fresada (base e dentição) a partir de um disco AvaDent™ feito individualmente com dentes fresados monocromáticos.

Estão disponíveis próteses de base fresadas com dentes colados de diferentes fabricantes de moldes dentários (Candulor AG, Ivoclar Vivadent AG, Dentsply International Inc).

O disco AvaDent PMMA™ é compatível com as máquinas de fresagem Wieland, Sirona, Zirkonzahn, Datron e Roland. O material processado AvaDent™ é mais hidrofóbico do que o material processado convencional, o que resultará numa prótese mais bio-higiénica. Estudos demonstram que não aumentou significativamente a adesão bacteriana quando comparado com o processamento convencional de próteses completas e apresenta uma concentração 20% inferior de monómero residual [83]

5.3.2 Baltic Denture System™

O Baltic Denture System™ permite o fabrico rápido e fácil de próteses completas com diferentes bibliotecas de dentes de diferentes fabricantes de dentes (VITA, Merz Dental e Heraeus Kulzer). A base da prótese é fabricada a partir de um molde de PMMA altamente reticulado, polimerizado industrialmente e isento de monómeros, denominado^{BD} Load. Trata-se de uma placa de fresagem com um conjunto dentário integrado e funcional à base de PMMA. Os dentes são feitos de Polystar® pré-fabricado, também um PMMA altamente reticulado com uma rede de polímeros anorgânicos modificados. Em comparação com as dentaduras fabricadas convencionalmente, as propriedades do material em termos de estabilidade de volume, resistência à tração e um teor reduzido de monómero inferior a 1% são significativamente melhoradas em resultado da polimerização controlada durante a produção industrial do^{BD} Load com um processo de têmpera adicional. O teor de monómero residual da^{BD} Load é inferior a 1%, a resistência à flexão é superior a 90 MPa e a absorção de água é inferior a 32 pg/mm . [383]

5.3.3 Ceramill (sistema de prótese total)

Este sistema descreve um fluxo de trabalho completamente contínuo para o fabrico de próteses totais numa base de cera, que pode ser ajustada, se necessário, após uma prova pelo dentista. A fresadora da Amann Girrbach AG-Ceramill Motion 2 é compatível com VITA VIONIC® BASE (VITA Zahnfabrik) e é uma placa de PMMA altamente reticulada, polimerizada industrialmente e isenta de monómeros [83].

5.3.4 DENTCA/Whole You™

Este sistema permite a impressão em 3D de próteses compostas por um tipo de acrílico semelhante ao PMMA, que tem as mesmas propriedades do acrílico convencional, com a vantagem de curar através de luz UV (ultravioleta) em vez de temperatura. O material está em conformidade com as normas internacionais ISO 10993-1 e ISO 20795-1. A base da prótese é então feita camada por camada numa impressora laser estereolitográfica, cada uma das quais
é fotopolimerizado antes de adicionar a camada seguinte, com pós-polimerização adicionada numa câmara de luz. Depois disso, a base da prótese é colocada com dentes de plástico pré-formados e curada numa câmara de luz .[83]

5.3.5 Prótese digital Ivoclar

A prótese digital Ivoclar é um processo de fabrico completo para a produção rápida de próteses removíveis de arcada completa. O IvoBase CAD é o material de base da prótese, um disco de PMMA resistente ao impacto, fabricado industrialmente, que garante uma qualidade homogénea do material, sem porosidades ou bolhas de ar no material. Isto melhora a resistência à fratura e aumenta a longevidade da prótese para o paciente. Como resultado da sua homogeneidade, as bases de prótese feitas com estes discos provaram uma diferença significativa na adesão de Candida albicans às bases de prótese completa quando comparadas com a prótese convencional. Os dentes são feitos de Vivodent CAD, discos de cor de dentes fresados a partir de material reticulado, que é adequado para o desenho de dentes individuais e para a produção de segmentos de dentes inteiros. Também podem ser utilizados os conjuntos de dentes da Candulor AG, Ivoclar Vivadent AG. Os dentes são colados aos alvéolos fresados numa base de prótese com IvoBase Bond. O IvoBase CAD tem as seguintes caraterísticas: resistência à flexão > 65 MPa, módulo de flexão
>2000 MPa, resistência à fratura Kmax >1,9 MPaml/2, trabalho global de fratura Wf >900 J/m^2 , quantidade restante de MMA <4,5 %, absorção de água <32 pg/mm e solubilidade em água <1,6 pg/ mm .[353]

Quadro 1: Visão geral das especificações de produção de diferentes sistemas de prótese cad / cam [83]

	AvaDent™ (Global Dental Ciência)	BDCarga (Merz Dental GmbH)	VITA ATÓNICA BASE (ATTA Zahnfabrik)	IvoBase CAD (Ivoclar A'ivadent, Inc)
Base de resina	Cruzamento extremo PMMA ligado	PMMA	PMMA	Alto impacto PMMA
Merização de poeiras registo	Mais baixo pressãoe processo de têmpera adicional	Industrial e adicionais processo de têmpera	Pressão > 200 kN, calor [50]	Industrial
Técnica de fresagem	Fresagem de cinco eixos	Fresadora de cinco eixos	Variável	Fresadora de cinco eixos

	máquina			
Fresagem em bruto	Disco de PMMA com dentes incorporados por polimerização ou disco de PMMA sem dentes	Disco de PMMA com dentes incorporados por polimerização	PMMApuck sem dentes	PMMApuck sem dentes
Fixação da prótese dentes para dentadura base	Incorporação ou ligação relacionada com a polimerização	Polimerização-incorporação relacionada	Metacrilato colagem com base em	Metacrilato colagem com base em
Resistência à flexão	145,61 MPa [30]	> 90 MPa [33]	Dados não disponíveis	> 65 MPa [40]
Módulo de flexão	Dados não disponíveis	Dados não disponíveis	Dados não disponíveis	> 2000 MPa [40]
MMAresidual monómero	<2 ,2% de massa fração [32]	< 1% [33]	significativamente menos monómero [50]	< 4,5 % pg.mm [40]
Sorção de água	Baixa	<32 pg. mm-' [33]	Dados não disponíveis	<32 pg.'mm [40]
Solubilidade em água	Dados não disponíveis	Dados não disponíveis	Dados não disponíveis	<1,6 pg mm3 [40]

Discussão

O processo de fresagem CAD/CAM supostamente elimina os erros de processamento acima mencionados, devido à utilização de um disco pré-polimerizado, que é fabricado sob alta pressão. Diz-se que a resina também apresenta propriedades mecânicas melhoradas, melhor biocompatibilidade, caraterísticas de superfície e excelentes propriedades bio-higiénicas[42,85,86,88]. O aumento da resistência e o elevado módulo de elasticidade permitem que as próteses CAD/CAM sejam fresadas mais finas, especialmente na área palatina, com uma espessura uniforme de 2 mm. A espessura uniforme das próteses pode proporcionar ao doente uma prótese completa menos volumosa e proporcionar uma prótese com maior conforto e tato, permitindo um discurso natural confortável[85]. A tecnologia das técnicas aditivas permite o fabrico de estruturas de construção mais sofisticadas sem força excessiva e com muito menos resíduos não recicláveis, em comparação com as técnicas de fabrico subtractivas. Os materiais produzidos a partir do fabrico subtrativo têm um registo mais longo de provas clínicas em comparação com os materiais de fabrico aditivo, embora seja necessária mais investigação em ambos os domínios .[86]

6. SISTEMAS ACTUALMENTE DISPONÍVEIS

Atualmente, estão disponíveis oito sistemas para o fabrico de próteses digitais: AvaDent/DentsplySirona, , Dentca™, Weiland, Ivoclar Vivadent, Ceramill/Amann Girrbach, Vitajj Vionic, Paia, e Baltic Denture System[19 ,28 ,81] . Este capítulo irá destacar os procedimentos passo a passo seguidos para fabricar próteses digitais utilizando os sistemas disponíveis .[81]

Sistema de prótese Avadent

A Avadent (Global Dental Science LLC., Scottsdale, AZ) utiliza o fabrico subtrativo para o fabrico das suas próteses[23] . Comercialmente, a AvaDent™, que significa Ava (renascimento) e Dent (dentição), chegou ao mercado no início da década de 2010 com conceitos de fabrico DRCD de duas visitas .[57]

O processo de prótese digital AvaDent envolve as seguintes consultas:

1. Impressões, registos da relação dos maxilares, orientação do plano oclusal, molde do dente e seleção da cor e registo do posicionamento do dente anterior maxilar;

2. Prova de prótese (opcional) e

3. Colocação da prótese dentária.

O sistema AvaDent inclui um kit com todos os materiais e dispositivos necessários para completar o processo clínico de duas consultas **(Fig. 6.1).**

Personalização dos tabuleiros de stock da AvaDent:

O procedimento começa com o fabrico de um molde de massa formado pela pressão de massa de polivinil siloxano (PVS) misturada na superfície do entalhe da prótese existente do doente **(Fig. 6.2).** Se estas próteses não forem aceitáveis ou não estiverem disponíveis, podem ser criados moldes de diagnóstico a partir de uma impressão preliminar, **(Fig. 6.3)** mostra a seleção da moldeira termoplástica para a arcada maxilar. A moldeira é amolecida imergindo-a num banho de água a 80°C (170° F) durante aproximadamente um minuto e adaptando a moldeira ao molde de massa pressionando o material em contacto com o molde, esticando o material para cobrir as áreas necessárias. As moldeiras adaptadas podem então ser ajustadas utilizando brocas de resina acrílica para remover as áreas demasiado alargadas. Depois de as moldeiras terem sido adaptadas ao molde de massa, são colocadas na boca do paciente para determinar se existem áreas de sobreextensão ou subextensão e são efectuados os ajustes necessários. A moldeira maxilar deve estender-se posteriormente para cobrir a área da linha vibratória e as fissuras pterigomaxilares (entalhes hamulares) .[8]

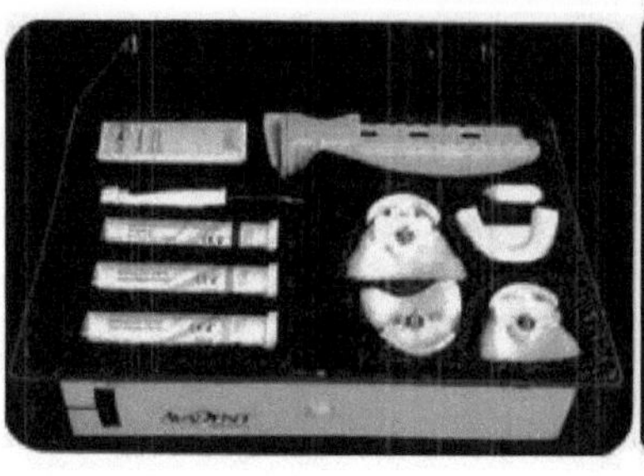

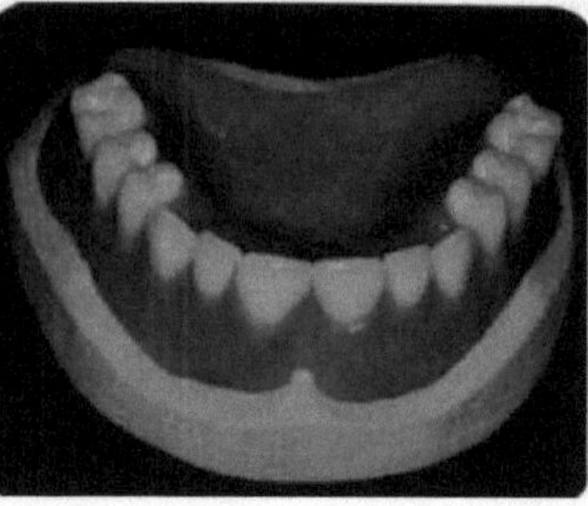

Figura 6.1 Kit inicial AvaDent

Figura 6.2 Molde de massa criado por adaptação à prótese maxilar antiga.

Também é importante que a bandeja mandibular cubra as almofadas retromolares, as prateleiras vestibulares e as áreas disponíveis da forma lateral da garganta (área retromilohióide). A cobertura das áreas maxilares adequadas requer a determinação da localização da linha vibratória, pedindo ao doente que pronuncie a palavra "aah" ou através da manobra de tosse/valsalva e da palpação do aspeto distal das tuberosidades para localizar as fissuras pterigomaxilares. Determinar a extensão da a bandeja mandibular requer a localização visual das almofadas retromolares e o reflexo das bochechas para localizar a extensão das prateleiras vestibulares. A avaliação da área retromilohióide requer a colocação da cabeça de um espelho dentário nestas áreas e pedir ao paciente que molhe os lábios com a língua para determinar o grau de deslocação do espelho pela musculatura da língua .[8]

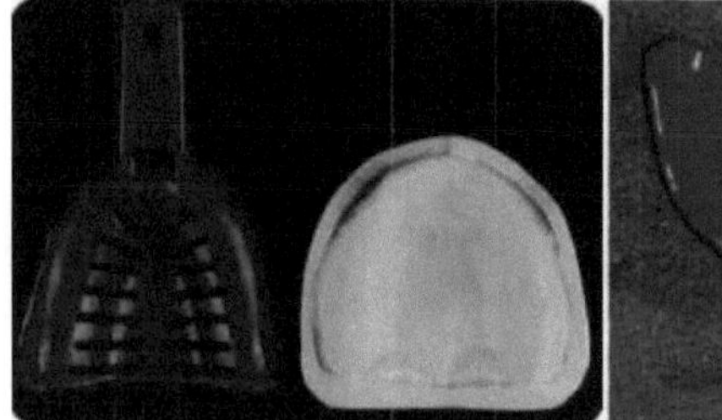

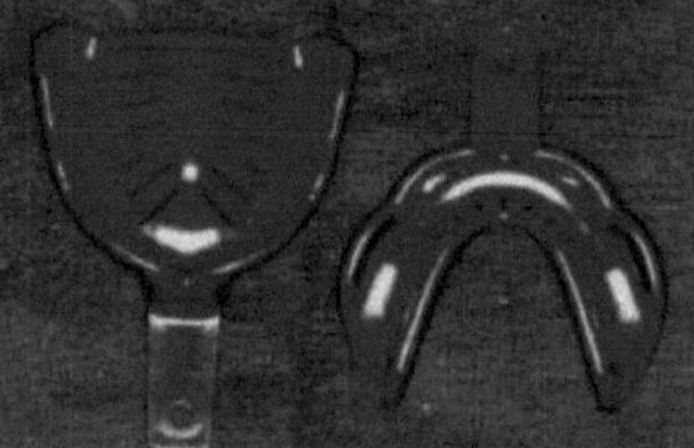

Figura 6.3 Moldeira de estoque AvaDent selecionada e molde de massa maxilar.

Realização de impressões definitivas maxilares e mandibulares:

Os registos da relação mandibular e as impressões definitivas podem ser obtidos utilizando diferentes técnicas e materiais.

1. As próteses existentes de um doente podem ser duplicadas e pode ser feita uma impressão das próteses duplicadas, juntamente com um registo interoclusal, para o fabrico das próteses.

2. As bandejas de prótese Good Fit (Good Fit Technologies, Inc), que são próteses termoplásticas de reserva que funcionam como uma bandeja de impressão com dentes, também podem ser utilizadas para fazer uma impressão juntamente com um registo interoclusal para o fabrico de próteses.

3. Um terceiro método de fabrico utiliza impressões definitivas da maxila e da mandíbula obtidas convencionalmente, separadas, feitas com um material de impressão elastomérico não aquoso e qualquer moldeira desejada pelo clínico.

4. O sistema AvaDent também dispõe de moldeiras pré-fabricadas que podem ser ajustadas e moldadas nos bordos utilizando um material PVS. As impressões definitivas são efectuadas com um material de impressão PVS de corpo leve. Este quarto método de obtenção dos registos clínicos necessários utiliza um dispositivo de medição anatómica (AMD) que consiste em moldeiras de arcada parcial maxilar e mandibular, que estão disponíveis em diferentes tamanhos[20] . Este método será explicado em pormenor neste capítulo.

5. Outro método seria fazer uma impressão digital dos maxilares desdentados utilizando um scanner intra-oral (IOS) e fornecer os ficheiros STL ao laboratório. Utilizando as informações fornecidas, o fabricante produzirá uma moldeira de guia Wagner EZ que consiste em bases de registo com dentes maxilares e mandibulares colocados em aros de cera, seguindo os princípios convencionais e fundamentais reconhecidos na prótese de CD. As guias EZ serão colocadas à prova e ajustadas conforme necessário e será feito um registo CR **(Fig. 6.4a-d)**[81] . Este sistema também é utilizado no fabrico de DRCD na Universidade de GENEBRA, seguindo o Protocolo de Genebra .[65]

Impressões AvaDent utilizando moldeiras pré-fabricadas e AMD para registos da relação dos maxilares:

Após personalizar as moldeiras de impressão e confirmar a cobertura e adaptação adequadas na boca do paciente, devem ser adicionados batentes de tecido às moldeiras. Depois de aplicar o adesivo adequado, o material de registo AvaDent é aplicado em quatro pontos em áreas distribuídas na moldeira maxilar e em três áreas na moldeira mandibular. As moldeiras são então colocadas na boca do paciente e orientadas de modo a não serem pressionadas em contacto com o tecido mole, deixando assim espaço para a moldagem do rebordo subsequente e para o material de moldagem de lavagem de corpo leve. O material de moldagem de margens da AvaDent é utilizado para moldar as margens das moldeiras maxilares e mandibulares, utilizando o método utilizado com as moldeiras personalizadas convencionais .[8]

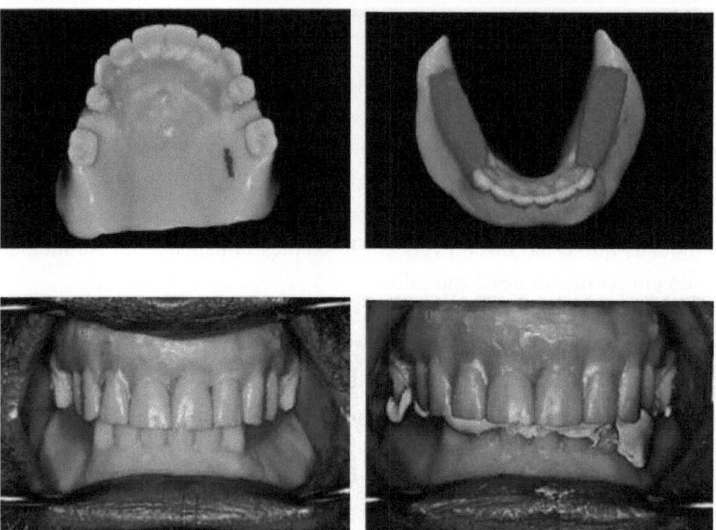

Figura 6.4 (a) Moldeira de guia Wagner EZ fresada na maxila, (b) Moldeira de guia Wagner EZ na mandíbula, (c) Moldeira de guia Wagner EZ na maxila e na mandíbula colocadas à prova e ajustadas conforme necessário. (d) Registo da relação cêntrica efectuado com as moldeiras Wagner EZ.

As moldeiras moldadas nos bordos são inspeccionadas. Se houver áreas em que a moldeira tenha entrado em contacto com a mucosa, essas áreas são removidas com uma broca de resina acrílica. Se existirem defeitos na moldagem do rebordo, é aplicado adesivo nessas áreas e é aplicado material de moldagem adicional para que a moldagem do rebordo possa ser aperfeiçoada nessas áreas. As impressões definitivas das arcadas maxilar e mandibular são efectuadas utilizando o material de impressão de polivinilsiloxano de corpo leve AvaDent **(Fig. 6.5 e 6.6).** Não há retração de polimerização da base da prótese, uma vez que é fresada a partir de resina pré-polimerizada. Quando é necessário um selamento palatino posterior, a área de cobertura é identificada através da marcação da linha de vibração e das áreas localizadas anteriormente onde o selamento pode ser posicionado com base nas áreas de compressibilidade e na profundidade a que o tecido pode ser comprimido nessas áreas. Estas zonas são marcadas e depois transferido para a impressão[8,81]

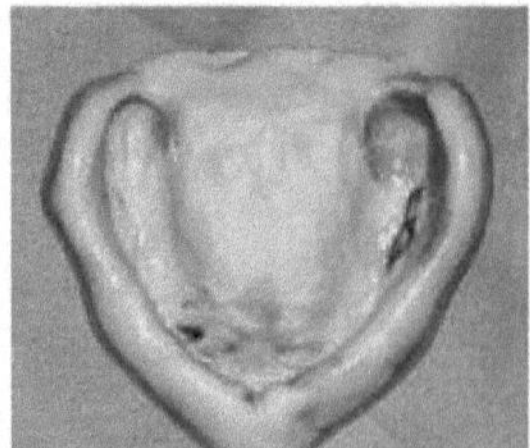

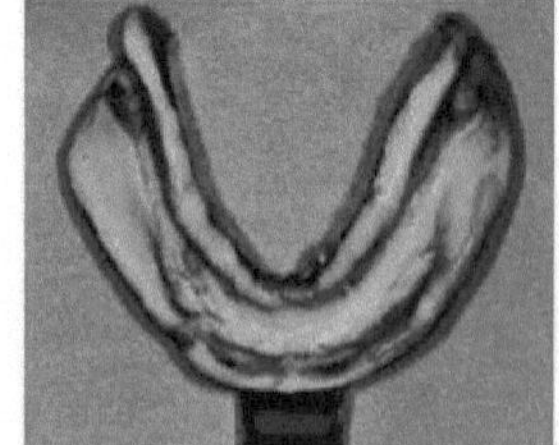

Figura 6.5 Impressão definitiva da maxila. **Figura 6.6** Impressão definitiva mandibular.

O método tradicional de marcar o molde definitivo do maxilar para estabelecer a área de vedação palatina posterior não é utilizado com as próteses maxilares CAD/CAM porque não existe um molde físico. A cera pode ser aplicada nas áreas da impressão onde é necessário um selamento palatino posterior e a cera pode ser construída até uma altura que corresponda à profundidade desejada do tecido compressível. Propõe-se que a altura da cera seja metade ou menos da profundidade de compressibilidade do tecido.

Registos de relações de mandíbulas:

A técnica de prótese AvaDent utiliza um AMD que pode ser ajustado à dimensão vertical oclusal (OVD) desejada e depois utilizado para manter essa dimensão enquanto a relação cêntrica é registada utilizando a placa de traçado do arco gótico e o estilete incorporados. O AMD também é utilizado para determinar a quantidade correta de apoio do lábio superior, a posição dos seis dentes anteriores superiores e a orientação mediolateral pretendida do plano oclusal .[8]

O AMD consiste numa moldeira maxilar com um estilete ajustável localizado centralmente e uma flange de suporte labial ajustável **(Fig. 6.7a)** e uma moldeira mandibular com uma placa de traçado flatoclusal **(Fig. 6.7b)**[23] . O comprimento do lábio é medido com um dispositivo chamado Papillameter **(Fig. 6.8).** Além disso, existe uma régua de orientação do plano oclusal que pode ser inserida no AMD maxilar e utilizada para registar o alinhamento do AMD maxilar com a linha interpupilar, para que o programa de computador possa alinhar os dentes maxilares com a linha interpupilar .[8]

Escolher o tamanho correto de AMD (1 de 3 tamanhos disponíveis) utilizando o compasso de medição para medir a parte mais larga da crista residual. Se o rebordo residual estiver entre tamanhos, utilize o tamanho AMD mais pequeno[10] . O AMD maxilar é revestido com adesivo e depois coberto com material de registo AvaDent **(Fig. 6.9 A)**[8,10] . Em seguida, é assente para registar a morfologia da crista da arcada maxilar, bem como a porção do palato coberta pelo AMD. Deve haver material suficiente para estabilizar a moldeira ou o processo deve ser repetido .[8]

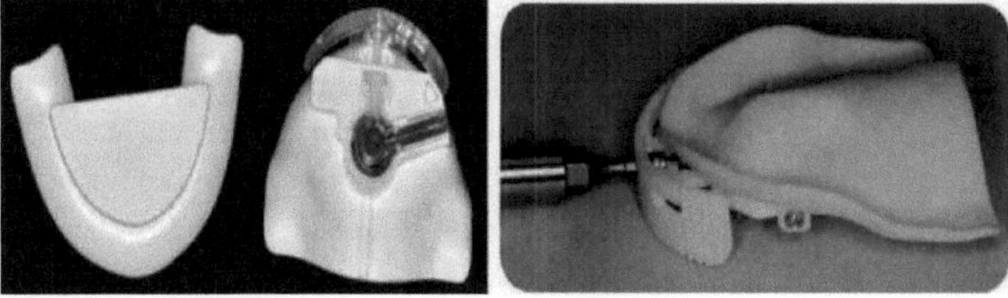

Figura 6.7 A. AMD mandibular com placa de decalque e AMD maxilar com estilete. **B.** AMD maxilar mostrando a chave utilizada para mover a flange de suporte labial ajustável.

A bandeja mandibular com a placa de registo é então revestida com adesivo e preenchida com o material de registo para que possa ser colocada na boca do doente. Deve ter-se o cuidado de posicionar os AMDs maxilar e mandibular de modo a que fiquem bastante paralelos um ao outro e que o estilete maxilar esteja localizado sobre o aspeto anterior da placa de traçado do AMD mandibular **(Fig. 6.9 B)**, ou o processo deve ser repetido .[8]

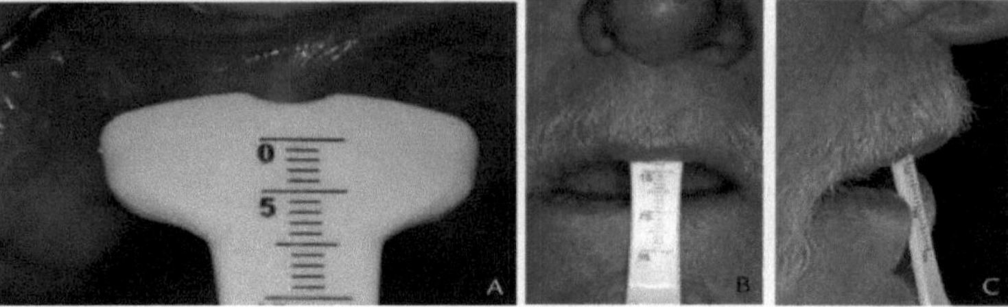

Figura 6.8 Registo do comprimento do lábio com o Papillameter (AvaDent; Global Dental Science Europe BV). **A,** Posicionamento do Papillameter. **B,** Medição do comprimento do lábio utilizando o Papillameter, mantendo o lábio em estado relaxado. C, Vista lateral mostrando o posicionamento do Papillameter para manter o suporte labial.

O OVD é determinado. Se as próteses existentes proporcionarem uma DVO adequada, podem ser utilizadas para registar a distância entre as marcas na face quando as próteses estão em contacto oclusal. Se não, utilizar métodos convencionais para determinar a dimensão desejada, a dimensão vertical de repouso, a fala, a tonicidade da musculatura, as proporções faciais e o biofeedback podem ser utilizados para confirmar a DVO adequada **(Fig. 6.10).**

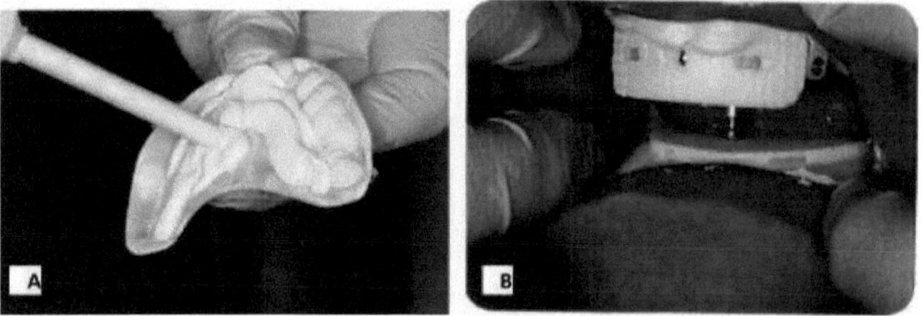

Figura 6.9A Material de registo da relação maxilomandibular a ser expresso na moldeira AMD maxilar. B. AMD maxilar e mandibular colocados bastante paralelos um ao outro.

O parafuso ajustável na moldeira maxilar é rodado no sentido dos ponteiros do relógio para estender o stylus, ou no sentido contrário ao dos ponteiros do relógio para retrair o stylus, de modo a que este entre em contacto com a placa de traçado mandibular na dimensão vertical adequada **(Fig. 6.11).** Uma vez estabelecida a dimensão vertical, o parafuso ajustável no AMD maxilar é utilizado para estender ou retrair a flange de apoio do lábio superior, de modo a proporcionar um apoio labial adequado. O paciente pode avaliar os ajustes visualizando os seus lábios num espelho. O registo da relação cêntrica é efectuado através de um registo intra-oral do arco gótico. Embora o estilete na AMD maxilar possa produzir marcas na placa mandibular quando os movimentos da mandíbula são efectuados, é útil colocar um meio de marcação na placa de traçado, esfregando papel de articulação sobre a placa ou pulverizando a placa com um meio de marcação em aerossol[8] > .[81]

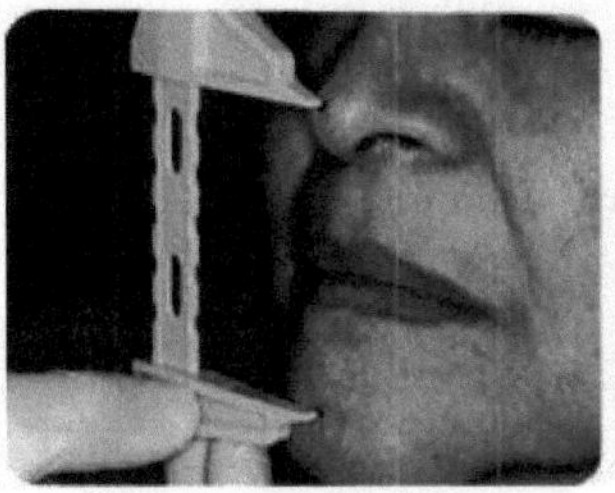

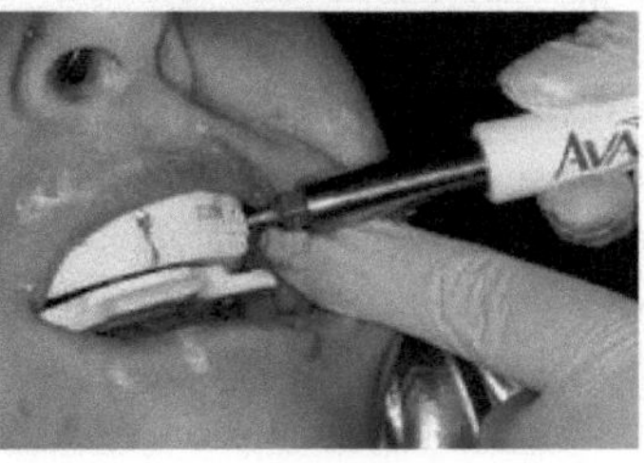

Figura 6.10. Avaliação da MOV

Figura 6.11. Ajuste do MOV rodando o parafuso no lado do AMD.

O traçado da arcada gótica é feito instruindo o paciente a mover a sua mandíbula para a frente e para trás, mantendo o contacto entre o estilete maxilar e a placa de traçado AMD mandibular. O paciente é então instruído a mover a mandíbula para um lado, fazendo um movimento excursivo lateral a partir da posição de relação cêntrica, e depois para o lado contralateral. O estilete da moldeira maxilar traça linhas na placa de traçado mandibular e, se o processo for feito corretamente, deve ser observada uma ponta de seta ou um registo em arco gótico **(Fig. 6.12A).** O vértice do registo indica a posição da relação cêntrica. É então feito um recesso na placa de traçado que se aproxima do diâmetro da ponta do estilete no ápice da ponta de seta do arco gótico, utilizando uma broca redonda de tamanho adequado ou uma broca de resina acrílica, e a bandeja mandibular é reinserida na boca do paciente. O doente pode então mover a sua mandíbula ou ser guiado para a posição em que o estilete maxilar encaixa no recesso para manter a posição de relação cêntrica **(Fig. 6.12)**[8, 16].

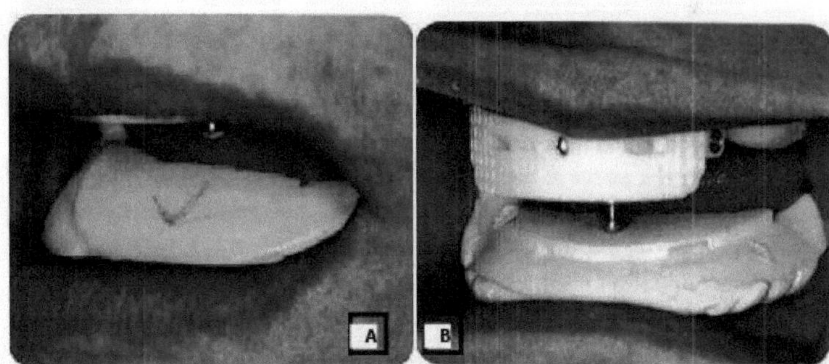

Figura 6.12 Um registo em arco gótico. **B.** Agulha colocada na reentrância criada no vértice do registo em arco gótico.

Orientação do plano oclusal, seleção do molde e da cor do maxilar anterior e posicionamento dos dentes do maxilar anterior:

Para registar a orientação do plano oclusal, a régua AvaDent é inserida na AMD maxilar **(Fig. 6.13A)** e a parte anterior ajustável é movida até ficar alinhada paralelamente à linha interpupilar imaginária que liga os centros das pupilas dos olhos **(Fig. 6.13B).** O ângulo é anotado e registado no formulário de autorização de trabalho do laboratório. Isto ajudará o fabricante a orientar o plano oclusal mediolateral de modo a que fique paralelo à linha interpupilar. O procedimento seguinte nesta primeira consulta é marcar a linha média na aba de suporte labial, bem como a linha do sorriso para os dentes anteriores superiores, com base na curvatura do lábio inferior durante o sorriso. O tamanho dos dentes anteriores maxilares é determinado pela sobreposição dos modelos de dentes maxilares na prótese existente, assumindo que o tamanho dos dentes da prótese existente é desejável para o doente **(Fig. 6.14A e B)**[8,16]. Caso contrário, é selecionada a férula dentária que corresponde ao tamanho de dente pretendido pelo doente. Utilizar 1 das 3 guias transparentes estéticas de sobreposição, que representam diferentes tamanhos de dentes[10]. Além disso, ao sobrepor os modelos de dentes maxilares na prótese existente, a posição da resina rosa da base da prótese à volta dos pescoços dos dentes pode ser selecionada a partir das três localizações numeradas presentes nos modelos de dentes.[8,10]

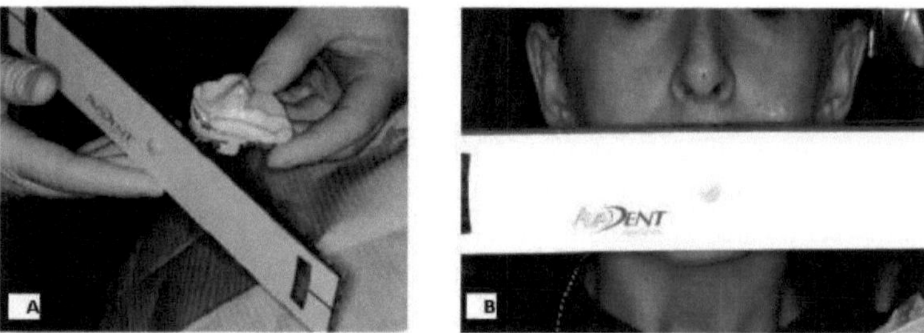

Figura 6.13 A. Régua AvaDent a ser fixada na AMD maxilar. **B.** Registo da linha interpupilar.

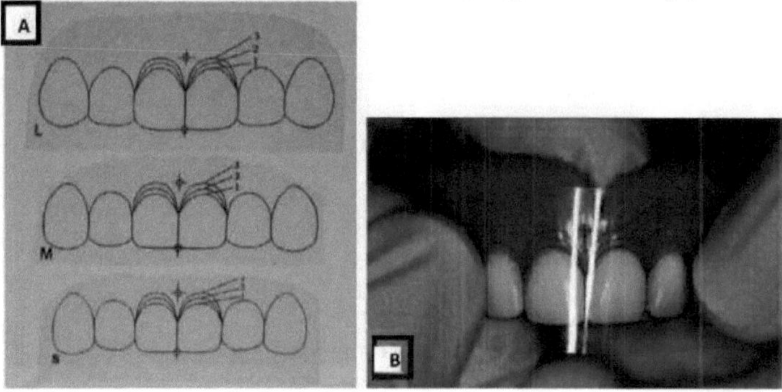

Figura 6.14 A. Separadores do molde de seleção de dentes. **B.** Determinação do comprimento incisal-cervical dos dentes da prótese utilizando o molde do dente na prótese antiga.

Para servir de guia durante o fabrico da prótese, a resina composta fluida é aplicada no interior do modelo de molde de dente selecionado. A matriz de molde de dente é então posicionada cuidadosamente sobre a linha média e as marcas da linha do sorriso e colocada no local exato onde os dentes da prótese devem ser dispostos. A resina é então polimerizada para fixar a férula na posição **(Fig. 6.15A)**[8,10]. A orientação do modelo é então avaliada durante a fala e o sorriso. Com a mandíbula estabilizada na sua posição de relação cêntrica através do encaixe do estilete na reentrância da placa de decalque, o material de registo AvaDent é injetado no espaço entre as arcadas maxilar e mandibular **(Fig. 6.15B)**[8,10]. Deve ser utilizada uma quantidade generosa de material para que este flua à volta da placa de decalque e do estilete e fixe firmemente as moldeiras AMD maxilares e mandibulares. O conjunto do registo interoclusal é então removido e inspeccionado para confirmar que o stylus está no recesso da relação cêntrica e que as moldeiras AMD estão firmemente encaixadas **(Fig. 6.16)**[8,16].

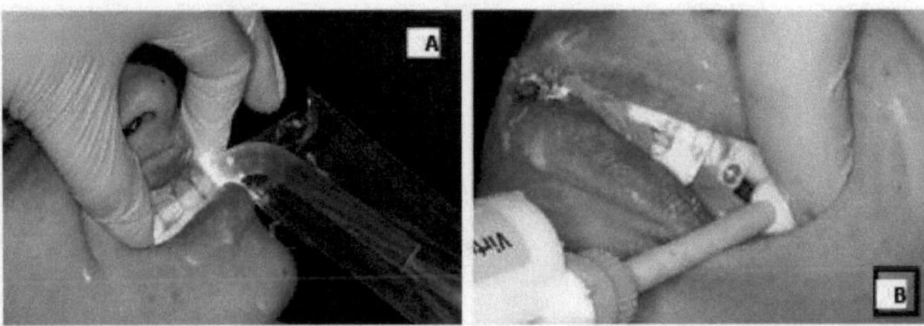

Figura 6.15 Utilização de resina composta para estabilizar a guia transparente. **B.** Estabilização do AMD através da injeção de material de registo da relação maxilo-mandibular na área entre as moldeiras maxilar e mandibular.

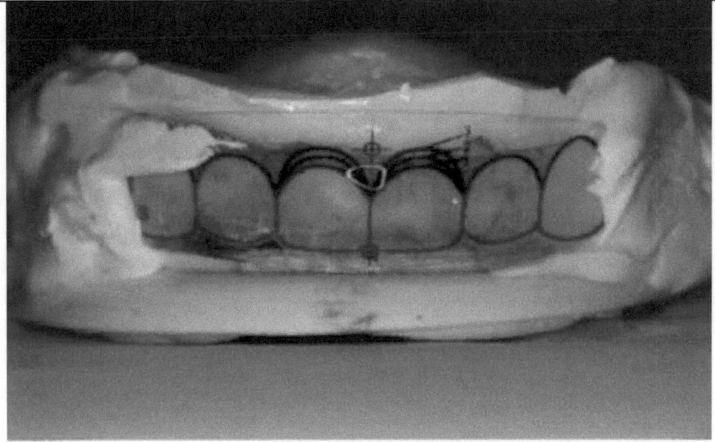

Figura 6.16 Registo da relação de trabalho com o separador "molde".

Depois de seguir o protocolo de desinfeção normal, as impressões finais e as moldeiras AMD ligadas (juntamente com o formulário de autorização do laboratório preenchido) são enviadas por correio para a Global Dental Science LLC, fabricante das próteses digitais AvaDent, juntamente com quaisquer instruções especiais. A empresa processa a impressão e o AMD para que possam ser mais facilmente registados durante o processo de digitalização a laser. As digitalizações a laser das impressões da arcada completa e das moldeiras AMD ligadas são efectuadas e os dados morfológicos são fundidos de modo a estabelecer a relação oclusal da morfologia da arcada obtida a partir das impressões da arcada completa. Os bordos da prótese são identificados e marcados utilizando o software do computador **(Fig. 6.17A),** os dentes são ajustados virtualmente para que ocluam corretamente e tenham a orientação do plano oclusal desejada **(Fig. 6.17B)** e a morfologia da base da prótese é estabelecida .[8> 16]

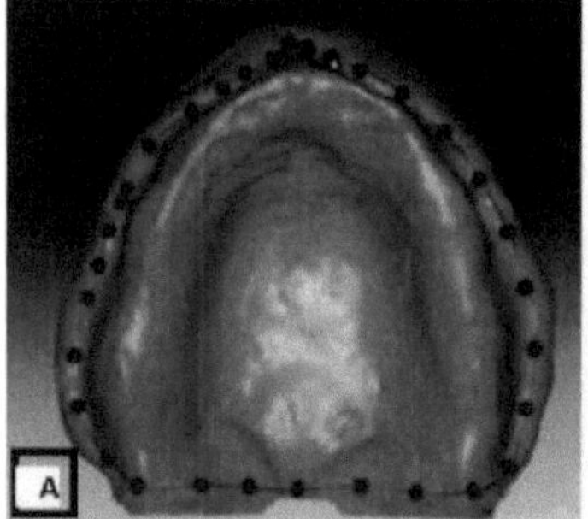

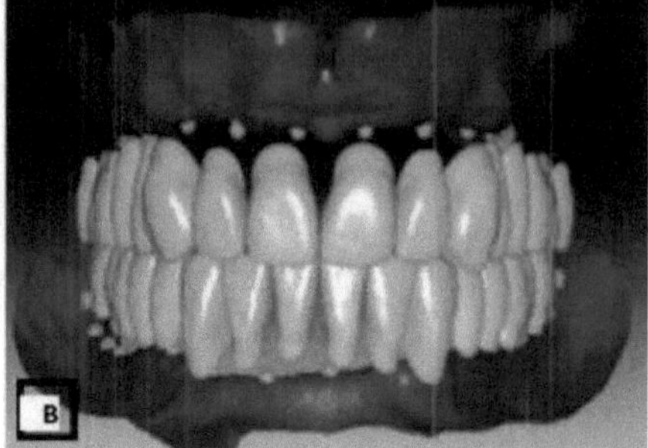

Figura 6.17A Determinação virtual dos limites da prótese maxilar. **B.** Disposição virtual dos dentes utilizando o sistema AvaDent.

Depois de a prótese ter sido desenhada virtualmente, a base da prótese é fresada com recessos que se ajustam exatamente a cada dente da prótese **(Fig. 6.18)** e os dentes são colados na posição usando um mecanismo de colagem patenteado. A base da prótese pode ser fabricada a partir de diferentes opções de material de base e também estão disponíveis diferentes opções para os dentes da prótese,[8]

Segunda marcação - Colocação à prova (facultativa):

Assim que a AvaDent criar um desenho de prótese, este estará disponível para revisão e aprovação pelo dentista ou pelo laboratório dentário e pelo dentista através do AvaDent Viewer™ ou do AvaDent Connect™. O AvaDent Viewer™ fornece ao dentista uma vista em 3D da posição dos dentes e do contorno gengival para a proposta final de finalização; no entanto, o utilizador não pode modificar quaisquer factores propostos. Pelo contrário, o AvaDent Connect™ pode funcionar como visualizador e, além disso, pode efetuar quaisquer modificações às posições dos dentes e ao contorno gengival propostos, mas não pode modificar a proposta de rebordo da prótese .[57]

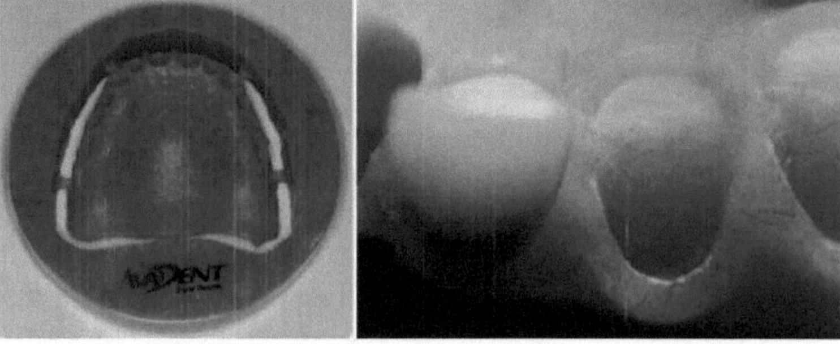

Figura 6.18 Base de prótese fresada AvaDent com recesso e dente colocado no recesso fresado.

Os clínicos podem solicitar uma prótese de prova em cera que tem uma base fresada CAD/CAM com os dentes da prótese fixados em cera para que possam ser reposicionados conforme necessário para avaliar a fonética, a estética e a função **(Fig. 6.19)**[8] >[20] . Estão disponíveis dois tipos de próteses de prova: uma prótese de prova avançada, que é uma base fresada com recessos nos quais os dentes da prótese são fixados com cera, e outra prótese de prova bio-funcional fresada totalmente em resina que está disponível em vários tons de dentes[20] . Outra opção de prótese de prova é solicitar uma prótese de prova estereolitográfica (STL) da cor do dente que pode ser modificada remodelando os dentes ou adicionando resina composta para orientar o fabrico da prótese definitiva **(Fig. 6.20A e B).** Esta prótese de prova estereolitográfica também pode ser utilizada para fins de diagnóstico para determinar se uma prótese fixa sobre implantes (prótese completa fixa) proporcionará um suporte labial adequado ou se é necessário o suporte do rebordo da prótese proporcionado por uma sobredentadura. Também pode ser convertida numa férula cirúrgica para colocação de implantes, se necessário no futuro .[8]

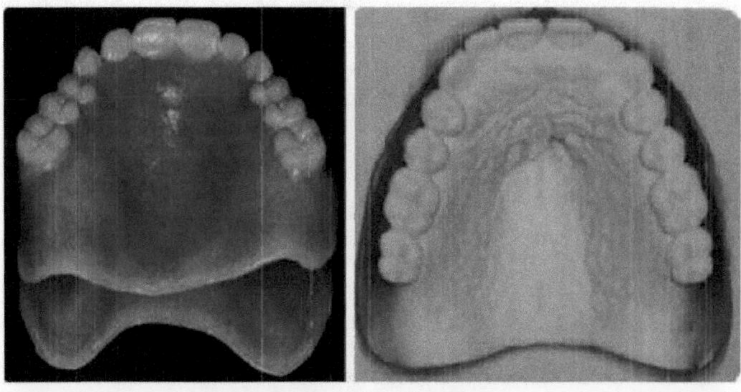

Figura 6.19 Próteses de prova AvaDent - Cera e Resina.

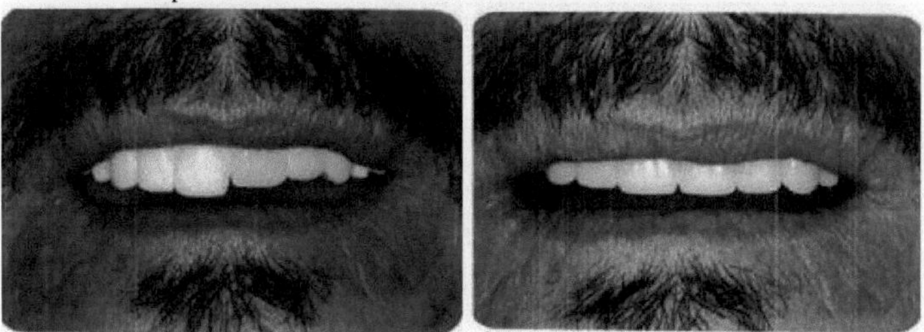

Figura 6.20A Resina composta adicionada aos dentes da prótese de prova, criando um aspeto natural e uma visibilidade adequada dos dentes anteriores no lado modificado B. Prótese definitiva AvaDentdigital fabricada de forma semelhante à prótese modificada.

Nomeação Três - Colocação:

Após a aprovação do desenho da prótese proposta pelo dentista, a AvaDent envia o desenho da prótese digital para a produção para fresagem DRCD[57] . O sistema AvaDent oferece 2 tipos de próteses. Um é a prótese monolítica - AvaDent XCL, os dentes e a base são uma única unidade. A prótese XCL-1 tem um dente de camada única que tem um núcleo de dentina. A prótese XCL-2 tem um dente de várias camadas que tem um núcleo de dentina e esmalte com morfologia natural. O esmalte de alta translucidez e o núcleo de dentina conferem à XCL-2 uma excelente estética natural. O outro tipo de prótese oferece uma base de dentadura fresada com dentes de dentadura colados. O fabrico subtrativo é utilizado para a produção de ambos os tipos de prótese[20] . A colocação e os ajustes pós-colocação de próteses completas CAD/CAM são semelhantes à colocação de próteses convencionais. Uma vez que a base da prótese é feita de um material de resina tradicional, os acessórios do implante, se existirem, como na situação do doente ilustrado, podem ser apanhados intra-oralmente usando técnicas convencionais e **(Fig. 6.21)** mostra a vista intra-oral de um doente que usa DRCD fabricada usando o sistema de prótese digital AvaDent[8,65] . O doente é visto sempre que necessário para consultas de acompanhamento e manutenção de rotina[8] . Para além das próteses completas, o sistema AvaDent pode fornecer ao clínico próteses completas imediatas, próteses de arcada única, bases de registo, guias radiográficas, próteses de conversão, gabaritos de verificação e próteses híbridas definitivas de implantes fixos [20]

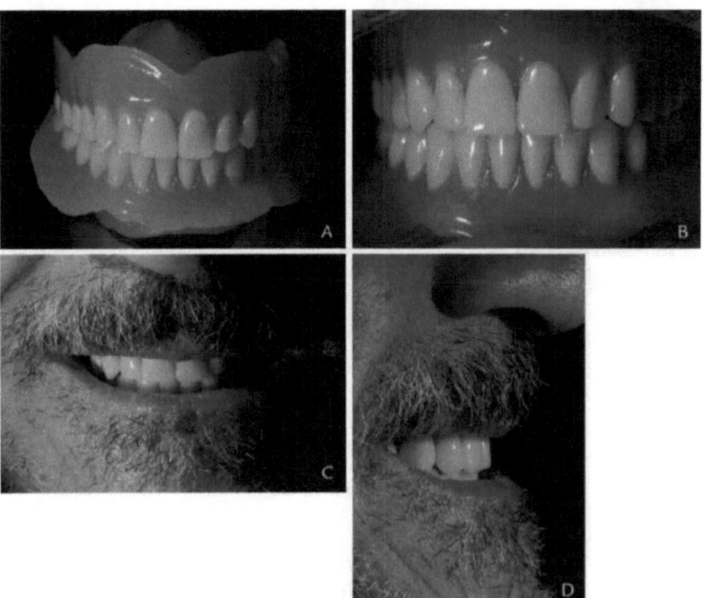

Figura 6.21 Resultado definitivo. **A,** Próteses completas fresadas em CAD-CAM. **B,** Vista frontal intra-oral retraída das próteses colocadas. C, Vista frontal do sorriso com as próteses colocadas. **D,** Vista de perfil do sorriso com as dentaduras colocadas.

CONCEITO DE DENTCA

Dentca™, que significa Denture da Califórnia (Dentca Inc. Los Angeles, CA) concentra-se na conceção de dentaduras e no fabrico de tabuleiros de dentaduras[57,20] . A Whole You, Inc, uma empresa irmã, concentra-se no fabrico.

Quando o clínico submete as impressões definitivas e as moldeiras, a parte CAD é completada pela DENTCA, Inc, e a parte CAM é completada pela Whole You, Inc[20] . O sistema permite o fabrico de próteses completas utilizando 2 métodos diferentes:

No primeiro método, impressão 3D ou prototipagem rápida, uma prótese de teste é impressa e verificada na boca do doente e depois processada tradicionalmente utilizando um frasco personalizado impresso em 3D. No segundo método, a base da prótese é impressa por uma impressora 3D e os dentes da prótese são colados à base impressa[20,23] . O sistema permite o fabrico de próteses completas sobre próteses completas, próteses de arcada única e próteses imediatas .[23]

Técnica Dentca Primeira Consulta

O sistema Dentca fornece um kit inicial que inclui um conjunto de moldeiras pequenas, médias, grandes e extra-grandes, para além de uma régua de lábios.

Personalizar Stock Travs:

As moldeiras Dentca maxilar e mandibular são moldeiras de duas peças com segmentos posteriores destacáveis **(Fig. 6.22)**[8> 20> 81] . As moldeiras de estoque maxilar e mandibular de tamanho apropriado são selecionadas com base no tamanho da arcada do paciente. As moldeiras Dentca são utilizadas para a moldagem definitiva e também para os registos de relação da mandíbula, seccionando a moldagem da arcada completa, removendo o

segmentos posteriores e, em seguida, fixando um dispositivo de arco gótico. As moldeiras escolhidas são colocadas na boca do doente para avaliar se existem áreas de sobreextensão ou subextensão e são efectuados os ajustes necessários[20,23].

Realização de impressões definitivas maxilares e mandibulares:

As moldeiras são pintadas com um adesivo e deve ser utilizado um material de impressão PVS de corpo pesado para a moldagem dos bordos e as impressões definitivas são efectuadas utilizando um material de impressão PVS de corpo leve **(Fig. 6.22)**[8,20,81] . A área do selamento palatino posterior deve ser identificada, marcada e depois transferida para a impressão da forma convencional[8,81].

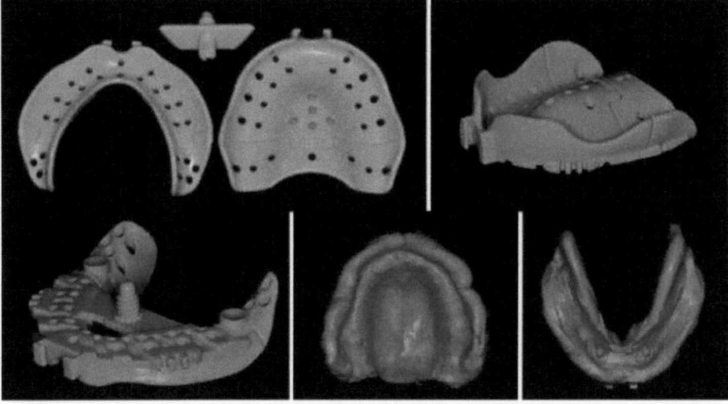

Figura 6.22 (a) Moldeiras Dentca de duas peças, **(b)** Molde Dentca Maxilar mostrando a secção posterior

destacável da moldeira, **(c)** Molde Dentca Mandibular mostrando as secções posteriores destacáveis da moldeira e o estilete usado para registar a RC.
(d) Moldagem definitiva da maxila, **(e)** Moldagem definitiva da mandíbula.

Registos de relações de mandíbulas:

Na preparação para os registos da relação mandibular, cortar através do material de moldagem PVS, tanto na moldagem maxilar como mandibular, para produzir uma única linha de incisão para separar o segmento posterior do segmento anterior, utilizando uma lâmina cirúrgica n.º 15 **(Fig. 6.23)**[8] >[20] . Deve ter-se cuidado durante a separação das peças para evitar a quebra ou a distorção das moldeiras, que são depois separadas umas das outras utilizando movimentos firmes e intermitentes de agitação e tração[8,23] . Este passo elimina qualquer interferência posterior que possa afetar a determinação do VDO e do CR[20] . O excesso de material de moldagem que cobre a superfície oclusal da moldeira maxilar deve ser cuidadosamente removido para revelar a placa de traçado oclusal plana incorporada na moldeira maxilar. Um estilete ajustável é cuidadosamente inserido nas ranhuras localizadas na superfície lingual da moldeira mandibular **(Fig. 6.24A).** Ouve-se um estalido claro quando o conjunto do estilete está corretamente posicionado. As partes anteriores das moldagens maxilares e mandibulares são então inseridas na boca do paciente e é feita a confirmação de que as moldeiras estão estáveis antes de qualquer registo. A OVD é determinada da forma habitual e devem ser feitos ajustes no stylus mandibular, conforme necessário. A OVD é determinada da forma habitual, utilizando o Dentca jaw Gauge fornecido[8,23].

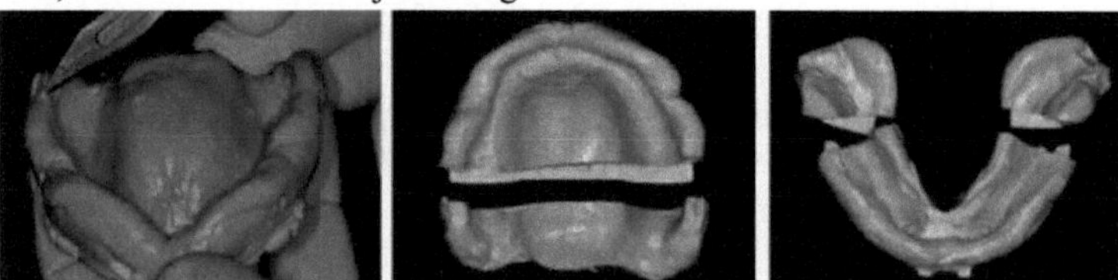

Figura 6.23 **(a)** Lâmina cirúrgica #15 C utilizada para separar a área posterior da moldeira do maxilar, (b) Moldeira do maxilar após a separação da secção posterior da moldeira, **(c)** Moldeira da mandíbula após a separação das secções posteriores da moldeira

Se as dentaduras existentes fornecerem uma MOV apropriada, podem ser utilizadas para registar a distância entre marcas (pontos) selecionadas na face quando as dentaduras estão em contacto oclusal. Ao finalizar a MOV, o estilete mandibular deve entrar em contacto com a placa de traçado maxilar **(Fig. 6.24B)**[8] >[20] . O fabricante sugere que a RC seja registada com 1 de 3 técnicas: **uma** com um traçado simplificado, **duas** com um traçado do arco gótico ou uma **terceira** com um registo interoclusal direto[23] . O registo da RC através de um traçado intra-oral do arco gótico pode ser feito fazendo com que o estilete mandibular trace linhas na placa de traçado maxilar. Como a placa maxilar é muito lisa e altamente polida, o estilete mandibular pode não produzir marcas nítidas na placa maxilar quando são feitos movimentos de mandíbula. Por conseguinte, poderá ser necessário colocar um meio de marcação na placa de traçado, pulverizando a placa com um meio de marcação em aerossol ou esfregando papel de articulação sobre a superfície e transferindo o pigmento do papel para a placa ou com um material de traçado fornecido pelo fabricante (EZ-Tracer™)[8, 23].

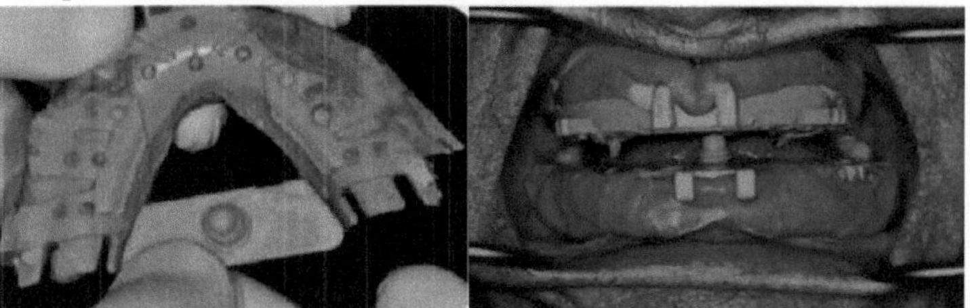

Figura 6.24 A. O estilete ajustável a ser encaixado na bandeja mandibular. **B.** Determinação do VDO e registo do registo CR.

O traçado da arcada gótica deve ser efectuado da forma habitual. Em seguida, é feito um recesso na placa de traçado maxilar no ápice da ponta de seta da arcada gótica que se aproxima do diâmetro da ponta do estilete. Pode utilizar-se uma broca redonda de tamanho adequado ou uma broca de resina acrílica para criar o recesso e, em seguida, ambas as moldeiras devem ser recolocadas na boca do doente.

Um material de registo interoclusal é injetado no espaço entre as moldeiras maxilar e mandibular, assegurando que os maxilares estão estabilizados no RC previamente registado **(Fig. 6.25A)**[8, 81]. Depois de o material ter sido fixado, o conjunto do registo interoclusal é removido da boca e avaliado para confirmar que o estilete está posicionado no recesso do RC e que as moldeiras estão adequadamente bloqueadas[8]. É fornecida no kit uma régua labial ou papilómetro para medir o comprimento do lábio maxilar e a posição do bordo incisal e, no sorriso, para medir o comprimento dos dentes[8, 81]. A medição é efectuada entre a papila incisiva e o bordo inferior do lábio superior **(Fig. 6.25B)**[8, 81]. As moldeiras devem ser desinfectadas e enviadas ao fabricante, juntamente com um formulário de autorização de trabalho do laboratório.

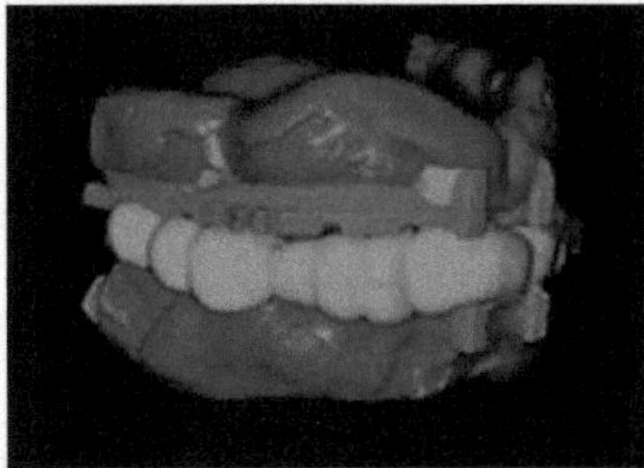

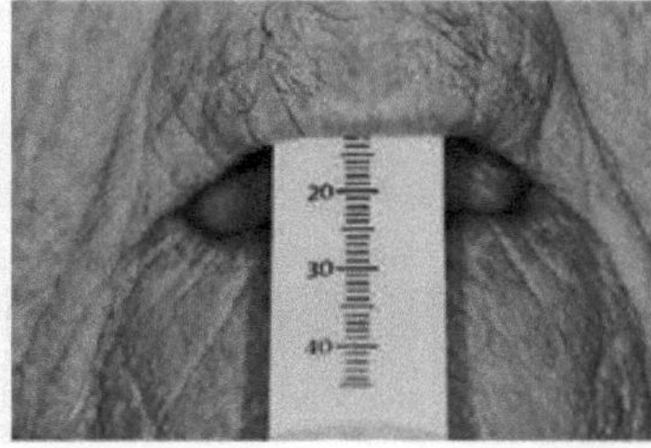

Figura 6.25 Moldeiras de moldagem com o Papillameter CR record.B utilizado com os lábios em repouso.

Segunda marcação (facultativa):

A Dentca oferece dois tipos de próteses: standard e premium. A prótese premium é uma atualização com base de prótese caracterizada, tonificação gengival, superfície de camafeu palatina anatómica e dentes anteriores Candulor Physio Star **NFC** e dentes posteriores Condylo form (Candulor USA Inc., Los Angeles). As impressões definitivas e os registos CR são digitalizados para produzir cristas edêntulas virtuais maxilares e mandibulares utilizando um software informático especial **(Fig. 6.26).** O comprimento do lábio fornecido também é introduzido no software. Os dentes da prótese são então ajustados virtualmente no laboratório, para que ocluam corretamente e tenham a orientação do plano oclusal desejada **(Fig. 6.26)**[8,81] . Depois de as próteses terem sido desenhadas virtualmente, os dados são transferidos para uma máquina de litografia a laser 3D que fabrica próteses de teste utilizando um processo de prototipagem rápida **(Fig. 6.27)**[8,23,81] . As próteses de prova impressas em estereolitografia são encomendadas para avaliar a fonética, a estética e a função. Nesta consulta, os dentes da prótese podem ser ajustados, se necessário, através de trituração selectiva[23] . Também pode servir de modelo cirúrgico para a colocação de implantes. É utilizada uma técnica de processamento convencional para fabricar as próteses definitivas .[8]

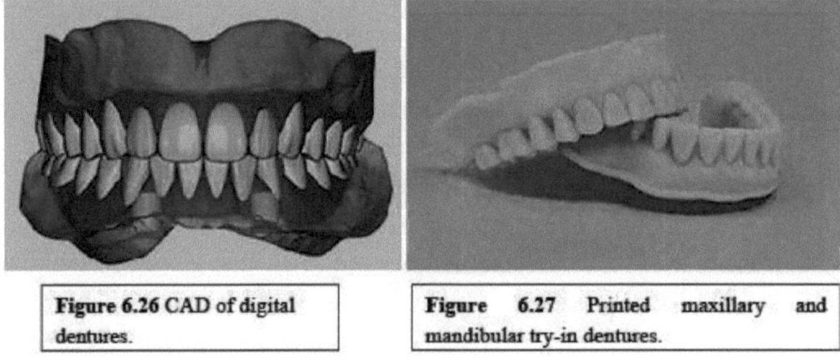

Figure 6.26 CAD of digital dentures.

Figure 6.27 Printed maxillary and mandibular try-in dentures.

Figura 6.27 Próteses de prova maxilar e mandibular impressas.

Colocação de próteses na terceira consulta:

A inserção da dentadura completa CAD/CAM é quase idêntica à inserção de uma dentadura completa fabricada convencionalmente[8,23] . **(Fig. 6.28)** mostra a vista frontal do sorriso de um doente usando próteses completas maxilares e mandibulares fabricadas pelo sistema Dentca CAD/CAM[8,81] . A pasta indicadora de pressão ou o Fit Checker™ (GC America, Alsip, IL) podem ser usados para ajudar a fazer o ajuste necessário na

ajuste da superfície do entalhe à mucosa. O ajuste oclusal pode ser essencial e pode ser efectuado intra-oralmente. A disparidade grave nos contactos oclusais entre as próteses pode ser ajustada após um procedimento clínico de remontagem .[23]

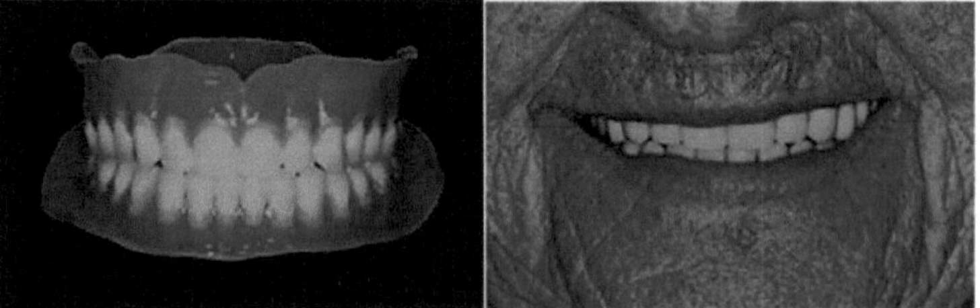

Figura 6.28 Dentaduras definitivas impressas e vista do sorriso de um doente com a dentadura completa Dentca CAD/CAM.

SISTEMA DE PRÓTESE WEILAND

A prótese digital Wieland utiliza o fabrico subtrativo para o fabrico das suas próteses. São necessárias três consultas para o fabrico de próteses removíveis utilizando este sistema. O sistema permite três métodos para obter registos clínicos: (1) moldeiras de impressão digitalmente concebidas e personalizadas com placas de mordida integradas, (2) aros de cera personalizados digitalmente concebidos e fresados e

(3) Duplicação de próteses existentes .[20> 23]

Etapa clínica 1;

A primeira sessão clínica de conceção da prótese é composta por três fases:

(1) Impressões primárias convencionais físico-químicas (com gesso ou alginato) da maxila e da mandíbula[28] . A impressão ótica da arcada edêntula pode ser efectuada, mas a sua implementação permanece limitada[20, 28].

(2) Registo do relatório preliminar inter-arcos utilizando um dispositivo específico chamado Centric Tray record **(Fig. 6.29A)**[20, 28] . Este registo da relação cêntrica e da dimensão vertical pode ser efectuado com PVS **(Fig. 6.29B);** e esta informação constitui a base para o fabrico das moldeiras personalizadas com placas de mordida integradas[20, 23, 28].

(3) Nesta fase, um dispositivo UTS CAD **(Fig. 6.29E),** a ser usado como uma placa Fox, é anexado à pega da bandeja cêntrica. O arco básico ajuda o dentista a medir a linha de Camper (CL) (o ângulo do plano oclusal em relação ao plano de Camper), a linha interpupilar (IL) e os desvios dos planos de referência[23,28] . A posição do plano oclusal pode ser lida a partir das medições obtidas nas escalas CL e IL e os valores de desvio digital são medidos **(Fig. 6.29C&D)** e subsequentemente transferidos para um articulador virtual. As impressões preliminares, a moldeira cêntrica e as medições CL e IL devem ser enviadas ao técnico de laboratório para posicionar os modelos primários virtuais nos espaços[20, 23, 28] **. Etapa 1 do laboratório :**

No laboratório, o técnico dentário digitaliza as impressões preliminares e o registo da mordida, e introduz no software os números CL e IL adquiridos com o UTS CAD para criar modelos digitais primários posicionados no articulador virtual **(Fig. 6.30)**[20, 23, 28] . Uma aplicação de software específica (3shape) é utilizada para propor um desenho para os aros oclusais, cuja altura é deliberadamente reduzida em relação à dimensão da oclusão vertical registada através da determinação do plano oclusal específico do paciente. O técnico concebe moldeiras de impressão personalizadas com placas de mordida integradas que incluem um desvio uniforme para permitir a aplicação do material de impressão e evitar qualquer interferência entre os aros oclusais antagonistas e um recesso para permitir a estabilização do Gnatometer CAD que utiliza um

needlepoint tracing to make an intraoral gothic arch tracing to record CR

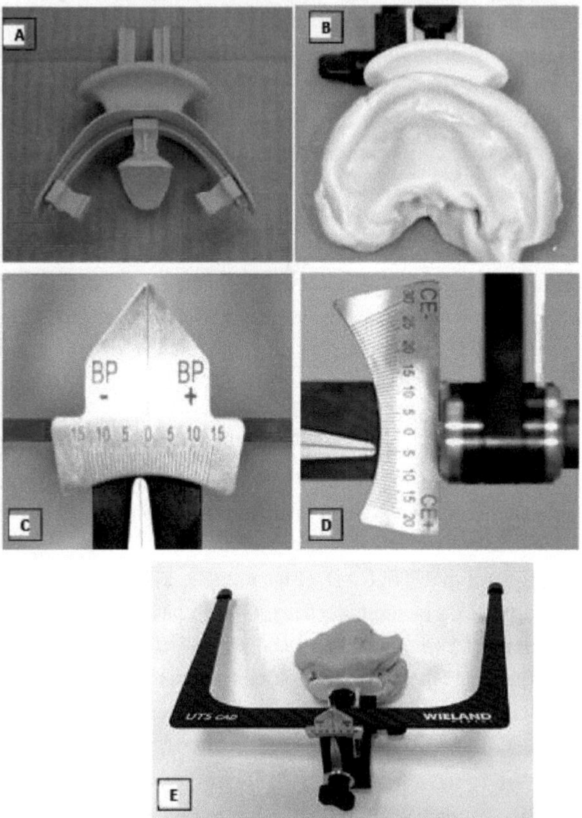

Figure. 6.29. A.Centric Tray®. **B**. Recording of preliminary inter-arch report with the Centric Tray® and high viscosity elastomer. **C**. Measure of deviation from frontal bi-pupillary plan. **D**. Measure of deviation from sagittal Camper plan. **E**. UTS CAD® device connected to the Centric Tray® for recording deviations from the reference planes.

(Fig.6.31A). Uma vez finalizado o desenho, os ficheiros do projeto são enviados para a fresadora. O sistema Wieland é composto por duas máquinas-ferramentas de 5 eixos: a Zenotec Select Ion e a Zenotec Select Hybrid. A primeira foi concebida apenas para a perfuração a seco de cera e resina PMMA. Inclui ionizadores de ar que facilitam a limpeza devido à ausência de cargas electrostáticas nas partículas de PMMA. A segunda é utilizada tanto para a fresagem a seco como para a fresagem com irrigação. Ambas as máquinas possuem um carregador de 8 discos e não requerem qualquer intervenção externa durante as etapas de fresagem[20, 23].

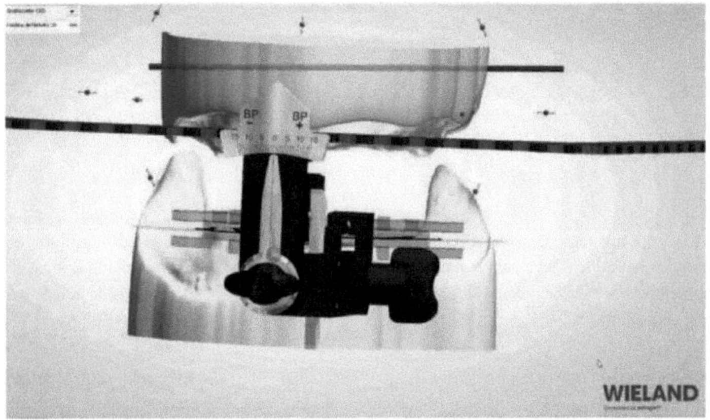

Figura. 6.30 Os valores do dispositivo UTS CAD® são utilizados para criar um modelo digital primário posicionado num articulador virtual.

Etapa clínica 2

As moldeiras de impressão personalizadas e fresadas são revestidas com adesivo de moldeira. As moldeiras de impressão personalizadas fresadas são moldadas nos bordos utilizando material PVS seguido de uma camada fina de um material de impressão PVS de lavagem de corpo leve[20, 23] . A relação inter-arcos pode ser registada na mesma sessão. Antes de fixar o sistema de ponto central nas moldeiras, o rebordo oclusal maxilar pode ser verificado com UTS CAD® e a sua forquilha fornecida. Além disso, pode ser utilizado o Gnathometer®, um sistema intra-oral com um ponto de apoio central **(Fig. 6.31 C)** [20,23].

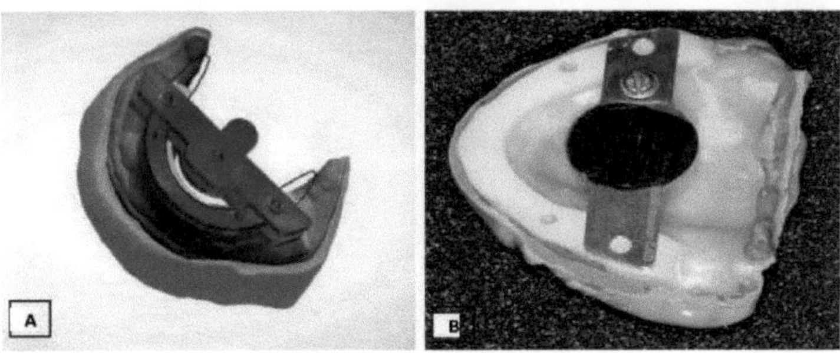

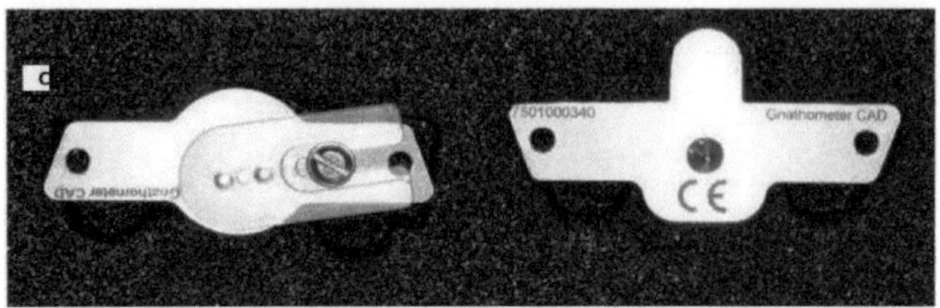

Figura 6.31. A. É integrado um recorte para deixar espaço suficiente para o sistema de registo intra-oral do ponto central (Gnathometer®) e para evitar qualquer interferência entre os rebordos oclusais antagonistas. B. O Gnathometer® pode ser facilmente fixado às moldagens da moldeira e não necessita de colagem ou retenção. C. Gnathometer®.

Um ponteiro de aparafusamento/desaparafusamento é utilizado para modular a OVD. Uma placa recetora circular com um material marcador permite o registo dos diferentes movimentos mandibulares. O Gnathometer® pode ser facilmente fixado às moldeiras e não necessita de colagem ou retenção **(Fig. 6.31 B).** De seguida, a OVD deve ser determinada e ajustada, enroscando ou desenroscando o ponteiro central. Depois, a placa recetora cilíndrica do ponteiro central é tingida para obter as trajectórias mandibulares (arco gótico de Gysi) **(Fig. 6.32)**[20,28] . Estas trajectórias encontram-se numa área de equilíbrio utilizada como referência durante o passo de registo da relação inter-arcos **(Fig. 6.32).** A linha média do paciente, a linha do sorriso e a linha canino-canina devem ser identificadas no registo dentário. As placas de mordida devem ser desinfectadas e enviadas para o laboratório[20] >.[23]

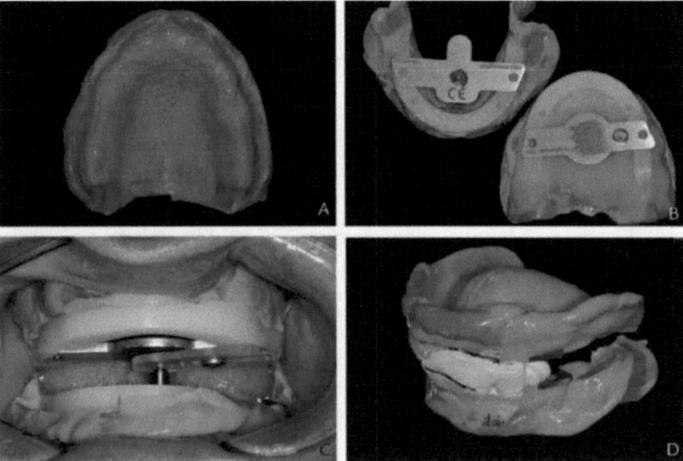

Figura 6.32 Arco gótico de Gysi registado com o Gnathometer® e A utilização de material elastómero (mordidas de silicone) permite moldar o suporte labial e localizar a linha de articulação horizontal dos lábios.

Etapa 2 do laboratório :

O técnico dentário digitaliza então os registos recebidos e as impressões funcionais e determina ou ajusta, se necessário, a posição definitiva do plano oclusal utilizando a função digital UTS CAD para obter um modelo digital. Estes modelos são colocados no articulador virtual e os pontos de referência são identificados (papila incisal, pontas dos dentes caninos, centros das almofadas retro-molares, limite das almofadas retro-molares, tuberosidades, etc.) para traçar uma representação esquemática da zona de Pound para o posicionamento dos dentes posteriores. Depois, o limite da futura base da dentadura é desenhado e a disposição dos dentes é proposta pelo software 3shape ou pelo software Ivoclar Vivadent **(Fig. 6.33)**[23] >[28] >[35] . O software contém uma biblioteca de dentes de diferentes marcas e formas e uma função com uma tabela automática de tamanhos proporcionais entre os dentes anteriores e posteriores. Posteriormente, o operador pode modificar todos os parâmetros, exceto os relativos à remoção dos dentes. Atualmente, apenas os segundos molares podem ser removidos, no caso de arcadas curtas. Após a seleção dos dentes da prótese, o programa sugere uma configuração virtual dos dentes em oclusão adequada à morfologia dos dentes protéticos, tendo em consideração a curva de Spee e Wilson, facilitando assim a integração de um conceito de oclusão bilateral equilibrada[21] > .[23> 28]

Após a montagem dos dentes, o programa informático calcula a parte gengival da prótese, que também pode ser individualizada[20, 23] . Uma vez validada esta montagem, o acabamento das ceras virtuais deve ser efectuado para evitar imperfeições que poderiam mais tarde impedir a fresagem: o software não indica estes problemas futuros durante a fase de conceção. Após a receção dos ficheiros pelo software de comando da máquina de fresagem (Wieland), o projeto de prótese completa (bases de prótese e dentes protéticos) é fabricado num disco de PMMA branco **(Fig. 6.34),** levando à produção de uma tentativa muito mais útil no modelo do que quando obtida com o método convencional .[21> 23,28]

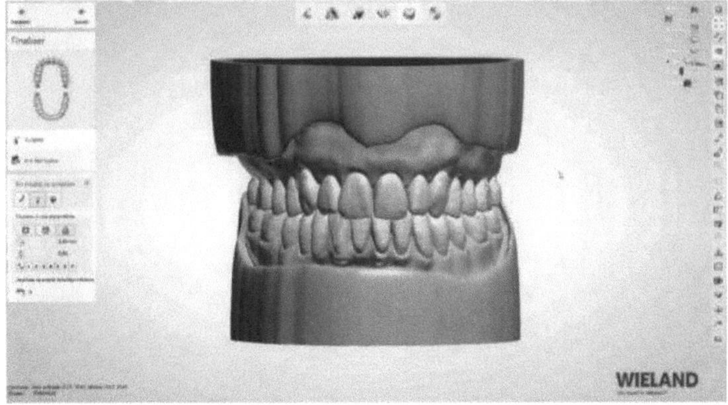

Figura 6.33 O software 3shape propõe uma configuração dentária com os dentes posteriores posicionados num conceito de oclusão equilibrada bilateral ideal.

Etapa clínica 3 :

Durante esta sessão, os pacientes utilizam o modelo fabricado para validação funcional (mastigatória, fonatória e estética) durante algum tempo em casa **(Fig.**

6.34)[21,23,28]. Se o paciente já usar sistemas de retenção complementares (raízes ou implantes de sobredentadura), pode ser utilizado um silicone de retenção (por exemplo: Retention.Sil® Bredent®) para substituir a peça de retenção intra-protética[28]. Do mesmo modo, se o doente tiver perturbações neuro-músculo-articulares detectadas durante o exame clínico ou o registo do Arco Gótico de Gysi, esta férula pode constituir uma solução de reabilitação mais económica. Além disso, estes modelos podem ser facilmente utilizados como guias radiológicos e/ou de implantes para um projeto protético posterior[23,28]. Após o período de experimentação, as críticas do doente são recolhidas e, se necessário, são efectuadas modificações. Em caso de alterações significativas, podem ser maquinados novos modelos. A etapa final pode ser iniciada após a validação do aspeto funcional.[28]

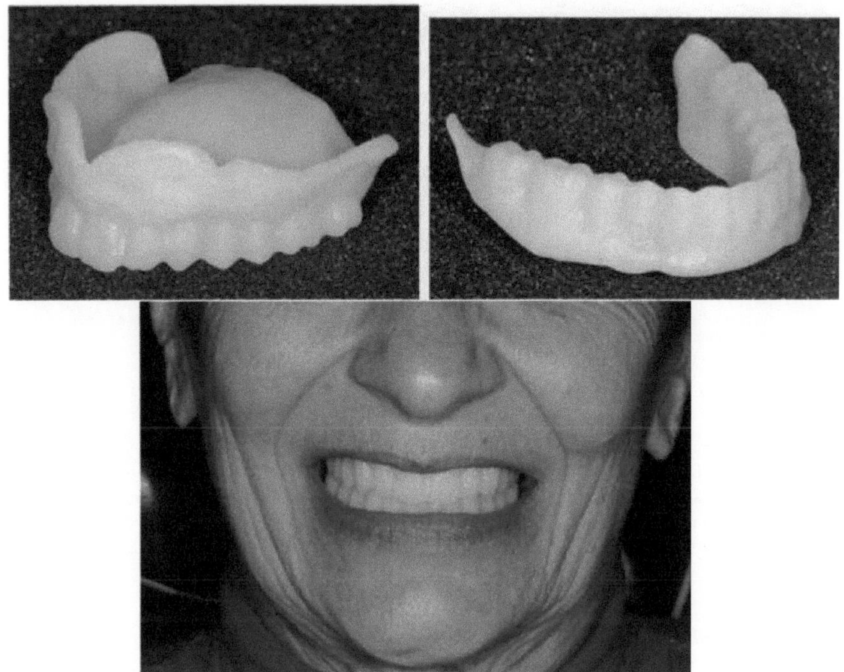

Figura 6.34 Os aros de oclusão são validados e os doentes utilizam o seu modelo fabricado para validação funcional (mastigação e fonação) durante algum tempo em casa.

Etapa 3 do laboratório :

São necessários quatro passos para completar a prótese:

(1 e 2) fresagem dos extrados da prótese num disco de resina rosa com alvéolos ou recessos específicos para os dentes protéticos, dependendo da marca e modelo dos dentes selecionados **(Fig. 6.35).** Posteriormente, é fresada uma chave de posicionamento para assegurar o ajuste ideal dos dentes durante o processo de colagem com uma resina PMMA **(Fig. 6.35)**.[20, 28]

(3) Quando a colagem estiver concluída, o disco é novamente colocado na máquina para fresar os intradorsos da prótese. Se uma base de dente protético interferir com o modelo virtual, será maquinada de acordo com os intrados corretos[20, 28]

(4) A prótese é removida do disco, raspada e polida de acordo com o procedimento convencional. Deve-se notar que o acabamento da superfície após a maquinação é muito satisfatório **(Fig. 6. 35)**[23, 28]

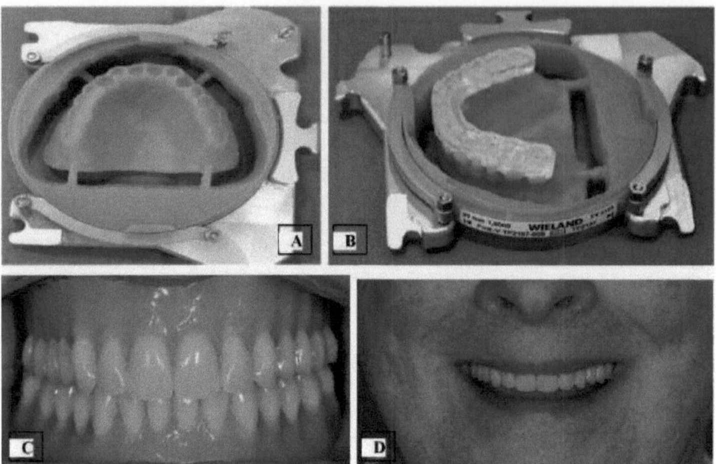

Figura 6.35 A. Fresagem dos extrados da prótese num disco de resina rosa com alvéolos específicos para os dentes protéticos, dependendo da marca e do modelo dos dentes selecionados. **B.** É fresada uma chave de posicionamento para assegurar o ajuste ideal dos dentes durante o processo de colagem com uma resina PMMA. **C e D.** Próteses dentárias removíveis completas (CDs) fresadas durante a sessão final e a vista do sorriso.

Etapa clínica 4 - Inserção

A inserção da prótese completa CAD/CAM é quase idêntica à inserção de uma prótese completa fabricada convencionalmente **(Fig. 6. 35).** Pasta indicadora de pressão ou

O Fit Checker™ deve ser utilizado para ajudar a efetuar os ajustes necessários na adaptação da superfície do entalhe à mucosa. O ajuste oclusal pode ser essencial e pode ser efectuado intra-oralmente. A disparidade grave nos contactos oclusais entre as próteses pode ser ajustada após um procedimento clínico de remontagem[20] >[23] > .[28]

IVOCLAR VIVADENT

O fabrico de DRCD utilizando o software Ivoclar Vivadent segue um conceito semelhante ao utilizado nas próteses digitais Weiland. O procedimento de fabrico de próteses pela Ivoclar está resumido nos seguintes passos .[23> 28> 81]

1) As moldeiras descartáveis moldáveis a quente (Accudent XD, Ivoclar Vivadent, Amherst, NY) são ajustadas, modificadas e usadas para fazer moldagens definitivas com o uso de PVS de corpo leve e corpo pesado **(Fig. 6.36).** Os moldes de gesso são obtidos a partir das impressões definitivas e os aros de cera convencionais são fabricados. O rebordo de cera maxilar é ajustado de modo a ficar paralelo à linha de Camper e à linha interpupilar, obtém-se a dimensão vertical de oclusão adequada e faz-se um registo CR **(Fig. 6.37)**. Outra técnica para obter registos clínicos é duplicar o CD existente do doente .[81]

Os duplicados são ajustados na dimensão vertical de oclusão adequada, se necessário, e depois moldados nos bordos com PVS de corpo pesado e lavados com

PVS de corpo leve e unidos com um registo CR **(Fig. 6.37).**

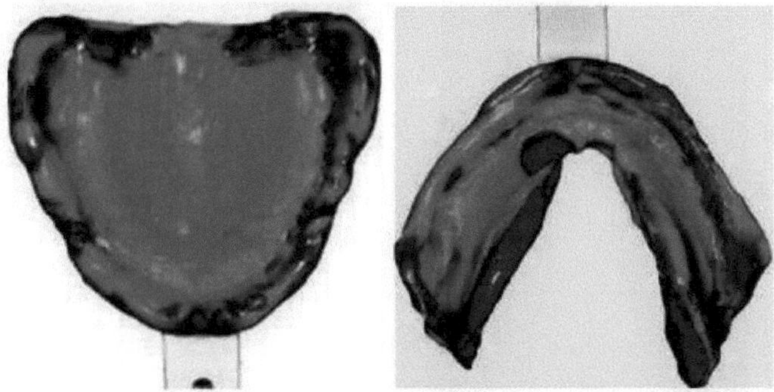

Figura. 6.36 Impressão definitiva da maxila e da mandíbula efectuada com PVS utilizando moldeiras descartáveis moldáveis da Ivoclar.

2) O papilômetro é usado em repouso para medir o comprimento do lábio maxilar e a posição da borda incisal. As mesmas medidas são efectuadas no sorriso para determinar o comprimento dos dentes **(Fig. 6.38 A).**

3) Um medidor facial Ivoclar é usado para medir a medida inter-ala para determinar o tamanho do molde anterior e um guia de cor SR Vivodent S DCL é usado para determinar a cor desejada **(Fig. 6.38 B).**

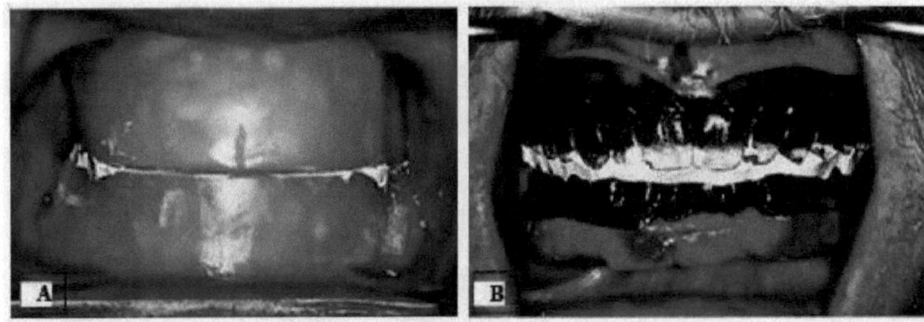

Figura. 6.37 A. Aros de cera convencionais usados para estabelecer a VDO, determinar o suporte labial e fazer um registo CR. B. Duplicados das próteses existentes do doente utilizados para fazer uma impressão definitiva, estabelecer o VDO, determinar o suporte labial e fazer um registo CR.

4) Os aros de cera em CR, o papilâmetro e as leituras interalares são enviados para o laboratório para serem digitalizados. Após o desenho CAD, o laboratório comunicará com o médico para obter a aprovação final do desenho antes de imprimir ou fresar a tentativa em dentaduras **(Fig. 6.39).**

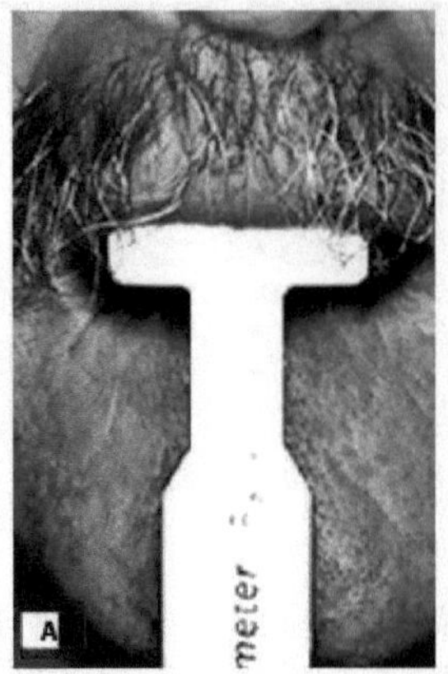

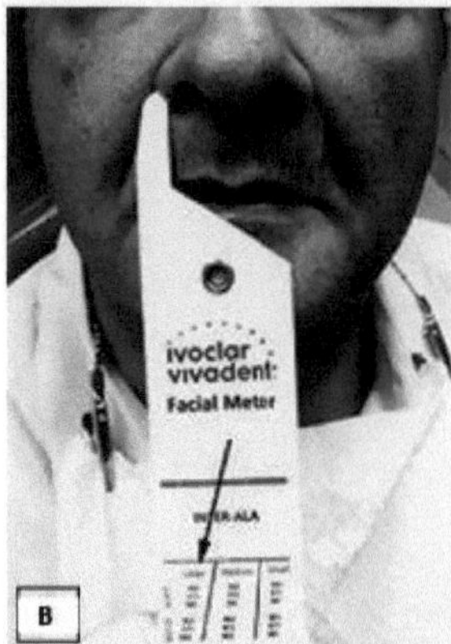

Figura. 6.38 A. Papilómetro utilizado com os lábios em repouso. **B.** Medidor facial utilizado para medir a distância inter-ala.

5) As próteses de prova são fresadas a partir de um bloco de PMMA branco (ProArt CAD try-in) numa máquina de fresagem de cinco eixos **(Fig. 6.40)**.[20,81]

6) As próteses de prova também podem ser impressas utilizando uma impressora 3D. Os dentes da prótese são impressos em PMMA na cor desejada pelo doente e a base é impressa em PMMA cor-de-rosa. Após a impressão e a limpeza, os dentes da prótese são colados à base com um PMMA cor-de-rosa fotopolimerizável **(Fig. 6.40).**

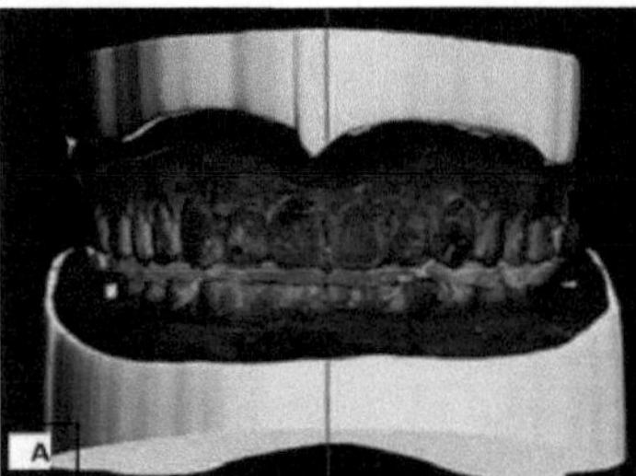

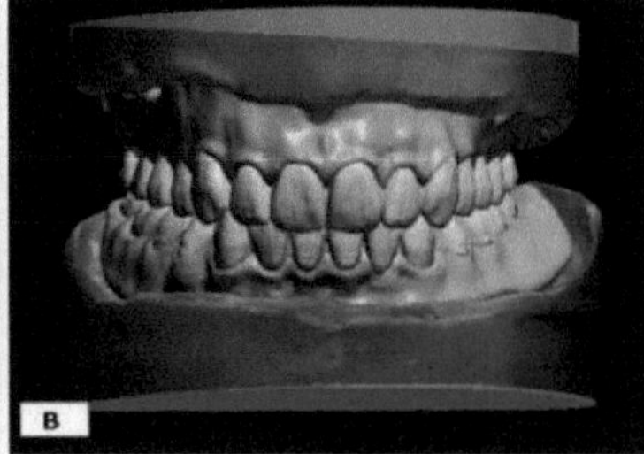

Figura. 6.39 (a) Duplicados de dentaduras com registo CR usados para montar a impressão no articulador virtual e criar moldes virtuais, (b) CAD de dentaduras digitais.

7) Os CDs de prova devem ser utilizados para avaliar a adaptação, a oclusão e as extensões dos bordos. Se necessário, podem até ser dados ao doente para levar para casa e avaliar a estética ou mostrá-los aos membros da família se estiverem indecisos quanto à estética dos seus futuros CDs.

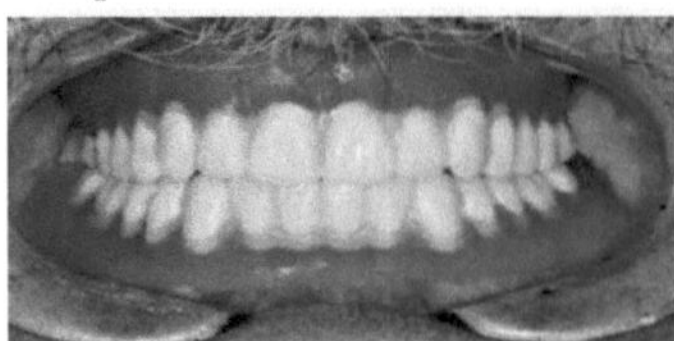

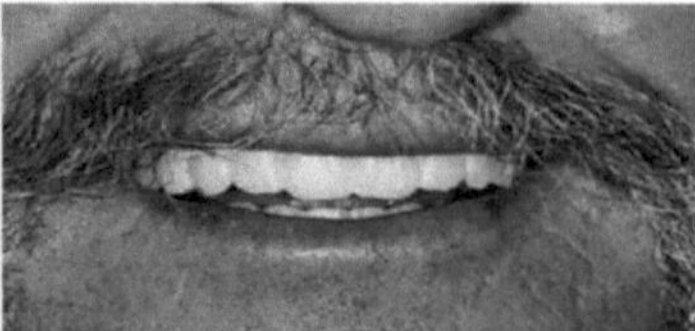

Figura 6.40 Colocação experimental do CD fresado em PMMA ProArt CAD branco.

8) Se, por qualquer motivo, as superfícies do entalhe, a dimensão vertical da oclusão, os flanges, os dentes ou as superfícies oclusais tiverem sido alterados, deve ser efectuada uma lavagem PVS de corpo ligeiro e os registos CR devem ser enviados para o laboratório para nova análise e ajuste do CDs concebidos em CAD antes de fresar os CDs definitivos.

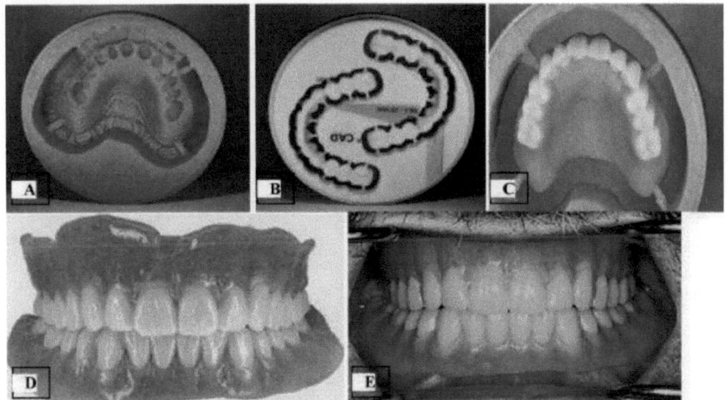

Figura. 6.41 (a) Fresagem sobredimensionada da base da dentadura a partir do Ivobase **CAD** cor-de-rosa. **(b)** Fresagem sobredimensionada dos dentes da dentadura, a partir do **SR** Vivodent **CAD,** de cor sombreada. **(c)** Os dentes fresados colados à base e inseridos na máquina de fresagem para a fresagem final, **(d & e)** CD definitivo após a fresagem final e na boca do paciente.

9) Utilizando uma máquina de fresagem de cinco eixos, o laboratório irá fresar as bases das próteses definitivas a partir de um disco de PMMA homogéneo e os dentes da prótese a partir de um material reticulado duplo da cor desejada. Os dentes são então colados à base utilizando um PMMA rosa de cura ligeira e inseridos na máquina de fresagem para a fresagem final **(Fig. 6.41)**[23, 81].

10) Uma vez recebidas, as próteses digitais definitivas são colocadas exatamente como as CDs convencionais, seguindo-se os ajustes do contacto oclusal **(Fig. 6.41)**[81].

PRÓTESES DIGITAIS PALA

Entre as opções de próteses digitais CAD/CAM atualmente disponíveis estão as Paia Digital Dentures (Heraeus Kulzer), que aproveitam a precisão e as capacidades da tecnologia CAD/CAM e de impressão 3-D para produzir próteses extremamente precisas e estéticas 2 vezes mais rápido do que os procedimentos convencionais de fabrico de próteses e com menos tempo de cadeira do doente. [19]

Procedimento

Passo 1: Primeira visita do doente

O primeiro passo na criação da prótese digital Paia do doente é tirar as impressões finais (por exemplo, mordida, mandíbula e maxilar) utilizando as moldeiras fornecidas (moldeiras de prótese digital Paia). Estas moldeiras patenteadas foram especificamente concebidas para converter posteriormente as impressões em impressões digitais utilizando um scanner 3-D **(Fig. 6.42).** O tamanho correto da moldeira maxilar é determinado através de uma prova intra-oral direta. De seguida, a moldeira escolhida é preenchida com material de impressão VPS de alta densidade e de secagem rápida (Flexitime [Heraeus Kulzer]). Deve ter-se o cuidado de assegurar que toda a superfície da moldeira é coberta adequadamente com material suficiente. A moldeira carregada é então colocada de forma suave e completa e mantida firmemente no lugar, pressionando o centro e os dois pontos mais altos de cada lado da moldeira. Pede-se então ao doente que relaxe a boca e que mova a mandíbula num movimento de um lado para o outro .[19]

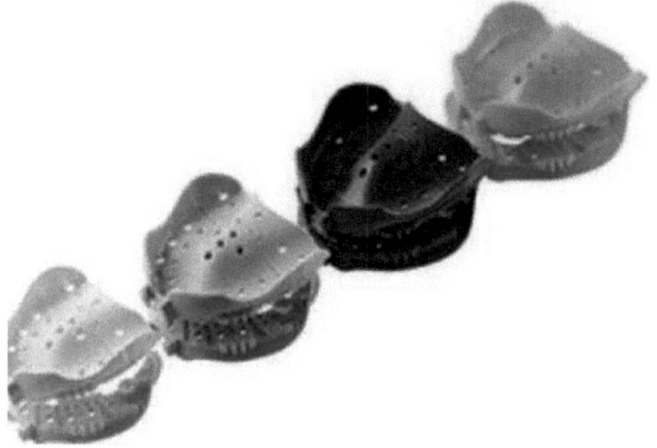

Figura 6.42. O sistema de moldeira Paia Digital Denture, único e patenteado, que foi especificamente concebido para digitalizar impressões físicas e convertê-las em impressões digitais, permite combinar 3 visitas de pacientes numa só.

As bochechas do doente são esticadas, uma de cada vez, para captar os contornos suaves onde os bordos da prótese iriam encontrar o tecido mole. Assim que a impressão estiver definida, a moldeira é removida e as áreas da moldeira onde o material de impressão perfurou através da moldeira são reduzidas utilizando uma broca acrílica **(Fig. 6.43). Em seguida,** é aplicado um material de lavagem de corpo leve com cerca de 1,0 a 2,0 mm de espessura em toda a moldeira e área de impressão para registar todos os detalhes dos músculos intra-orais. A moldeira é recolocada firmemente na boca do paciente, e o paciente é instruído a relaxar durante os movimentos de moldagem dos bordos **(Fig. 6.44A).**[19] A moldagem mandibular é efectuada com uma moldeira especializada que também regista o VDO, bem como fornece um traçado anoclusal. Utilizando a moldeira especializada, é colocado um pino roscado na posição mais alta da moldeira mandibular **(Fig. 6.44B).** A moldeira maxilar é então recolocada firmemente na boca do paciente, e a moldeira mandibular é colocada na boca. Com o doente a fechar suavemente, o pino central da moldeira mandibular é rodado no sentido dos ponteiros do relógio para ajustar corretamente o VDO. Uma vez estabelecido o VDO correto, o CR é traçado .[19]

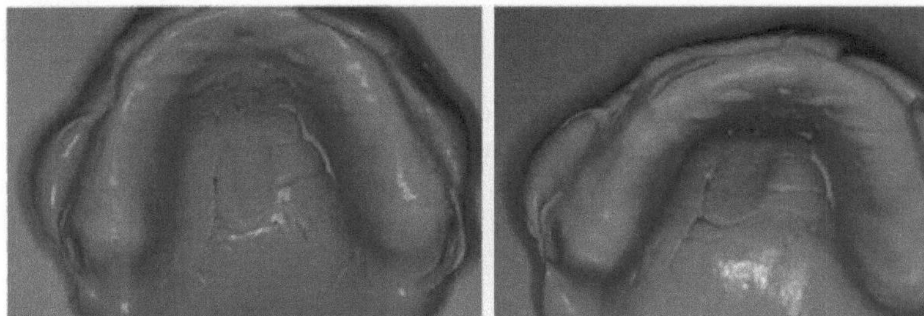

Figura 6.43. Foi efectuada uma impressão inicial da arcada maxilar utilizando um material de impressão de corpo pesado e a Paia Tray patenteada. Perfuração do material de moldagem vista através da moldeira. Esta área foi aliviada com uma broca de acrílico.

O material de traçado é aplicado na parte inferior da moldeira maxilar **(Fig. 6.45A)**, e o paciente é instruído a mover a mandíbula para dentro e para fora e de um lado para o outro para traçar a arcada gótica. A moldeira é removida e o RC é marcado e bloqueado na posição. O material de registo da mordida é então injetado entre as moldeiras para registar simultaneamente o VDO e o CR **(Fig. 6.45B)**.[19]

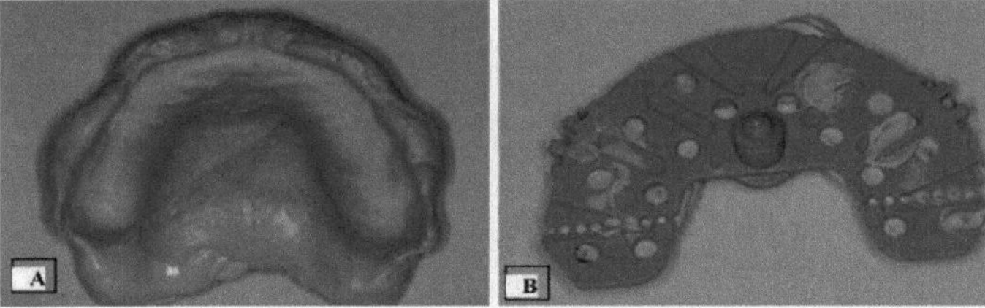

Figura 6.44A A impressão foi revestida novamente com um material de lavagem de corpo leve (Flexitime). **B.** Com a prótese parcial existente no lugar, a arcada oposta foi capturada com uma moldeira especializada que seria depois utilizada para registar a dimensão vertical e para fornecer um traçado oclusal.

O comprimento do lábio é medido **(Fig. 6.46)**, após o que as impressões e os registos de mordida obtidos durante esta primeira consulta são enviados para a equipa do laboratório dentário. Estes ficheiros são convertidos numa impressão gerada por computador utilizando um scanner 3-D (por exemplo, scanner D700 [3Shape]). Os ficheiros e as informações de prescrição são então enviados para o Paia Digital Design Center.[19]

Etapa 2: Articulação digital

No laboratório dentário, as impressões e os registos da mordida são convertidos em ficheiros digitais utilizando um scanner 3-D (por exemplo, um scanner D700). Isto permite que o Paia Digital Design Center efectue uma articulação digital da mordida, tanto na posição de maxilar aberto como fechado, utilizando um software de reconhecimento automático de impressões. Com base na articulação digital, bem como em 26 pontos de referência anatómicos (por exemplo, linha média, Curva de Spee, Curva de Wilson, dique posterior, entalhe hamular), o software conceptualizou a forma ideal da arcada, o tamanho dos dentes e a cor, com base nas medições e informações fornecidas pelo dentista. Com base na seleção de dentes calculada (por exemplo, Paia Denture Teeth), colocação da linha média, plano oclusal e articulação, o software de desenho de prótese 3-D gera uma configuração de prótese ideal com precisão de mícron para a prótese maxilar do paciente .[19]

Etapa 3: Deteção digital da arcada e configuração dos dentes

Os ficheiros e as informações de prescrição que descrevem a configuração ideal da prótese devem ser enviados para o Paia Digital Design Center. Este modelo de protótipo 3-D é partilhado e revisto pelo dentista antes da impressão 3-D.

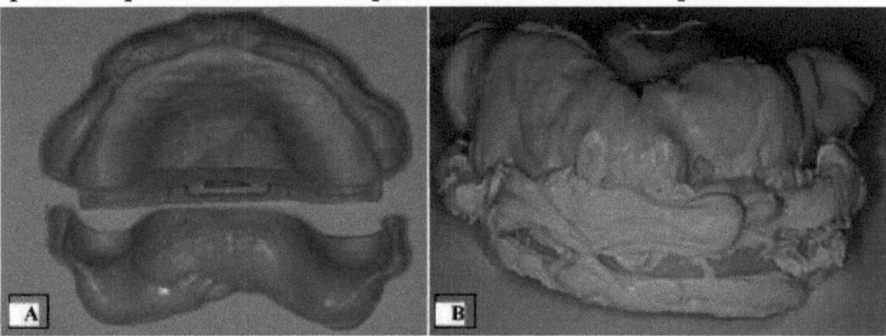

Figura 6.45 A. A impressão maxilar foi seccionada de modo a permitir a captura da dimensão vertical. B. Foi utilizado material de registo da mordida (Flexitime Bite [Heraeus Kulzer]) para registar a relação interarcos.

Passo 4: Personalização digital

Se solicitado pelo dentista após a visualização da imagem do modelo digital, podem ser efectuados ajustes por um modelador de próteses digitais Paia para rever e finalizar o modelo da prótese.

Etapa 5: Impressão 3-D

Uma vez finalizado o desenho, os modelos digitais da prótese são carregados numa impressora 3-D (impressora Objet 260V [Stratasys]) para criar a prótese. No entanto, é importante notar que, ao prescrever protótipos de próteses de prova Paia Digital - que são um protótipo impresso e não um duplicado exato da prótese final. A prótese final é produzida utilizando um processo de injeção patenteado .[19]

Passo 6: Segunda visita do doente

Durante a segunda consulta do doente, o protótipo de prótese de prova impresso em 3-D é colocado na boca do doente e avaliado de perto para que todas as medidas, informações e ajustes anteriores sejam reproduzidos. A capacidade do doente para falar e mastigar é verificada e são efectuados quaisquer ajustes, se necessário **(Fig. 7.47).**

Especificamente, esta consulta de prova é a oportunidade ideal para verificar a exatidão do protótipo da Paia Digital Denture em termos de retenção, ajuste, colocação na linha média, oclusão e dimensão vertical. Do ponto de vista estético, a linha do sorriso, o suporte labial e a configuração dos dentes da prótese também são avaliados .[19]

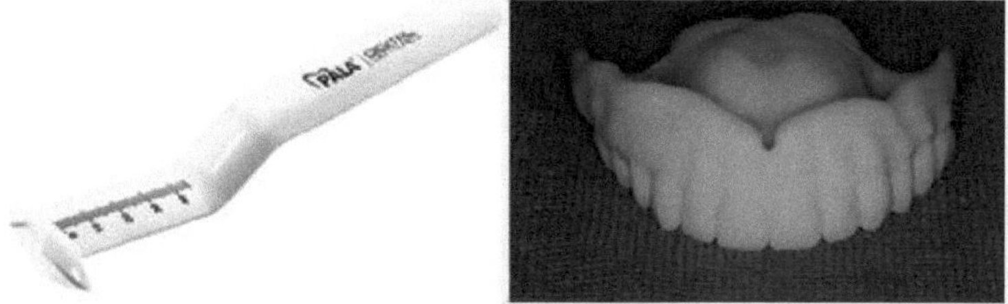

Figura 7.46. A régua labial Paia Digital Denture foi utilizada para medir o comprimento do lábio superior. Esta medição foi efectuada a partir da papila incisiva até à linha do lábio superior.

Figura 6.47. Uma prova em acrílico foi criada digitalmente pela equipa do laboratório utilizando as informações fornecidas.

Etapa 7: Processamento final

A prótese aprovada e definitiva é produzida no Paia Digital Design Center utilizando um processo de injeção patenteado.

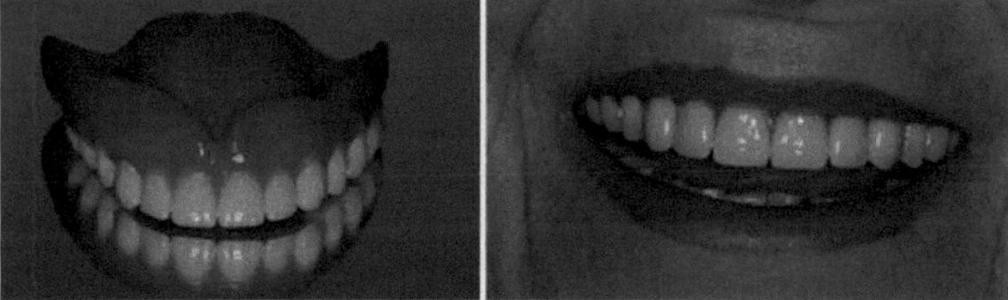

Figura 6.48 Vista da prótese superior de arcada completa Paia acabada e vista do novo sorriso da doente com a sua prótese de arcada completa Paia após a inserção.

Passo 8: Terceira visita do doente

A prótese digital Paia maxilar final é provada para verificar a exatidão do ajuste, o conforto e a estética **(Fig. 6.48).** Neste caso, a capacidade de fornecer uma opção de prótese económica, bem como uma técnica que elimina as consultas e diminui as necessidades de deslocação, é muito apreciada pelo paciente. O tempo total de cadeira e de consulta ao longo do processo pode ser inferior a 90 minutos .[19]

SISTEMA DE PRÓTESE CERAMILL

O sistema de prótese total Ceramill® (FDS) (Amann Girrbach AG, Koblach, Áustria) é um sistema concebido para o técnico de laboratório. Ao contrário dos sistemas discutidos anteriormente, o fluxo de trabalho digital do Ceramill começa no laboratório e a prótese é projectada pelo técnico de laboratório[20, 23].

Procedimento:

Primeira e segunda nomeações:

Após as impressões preliminares e definitivas da maxila e da mandíbula enviadas pelo clínico, o laboratório fabrica moldes definitivos e bases de registo que serão utilizados posteriormente para registar a relação maxilomandibular, a linha do sorriso, a linha média, a posição dos caninos e uma transferência da arcada facial. Utilizando o arco facial e os registos fornecidos, o técnico de laboratório monta os moldes num articulador Amann Girrbach.

Cada molde definitivo é então digitalizado separadamente, e os moldes montados e os aros de oclusão são posicionados num suporte de transferência (Ceramill Transferkit) e colocados num Ceramill Map400 **(Fig. 6.49).** Este procedimento ajudará a transferir a posição dos moldes para o software de desenho. Os requisitos estéticos do paciente podem ser considerados através da digitalização do modelo estético do paciente, se disponível .[20> 23]

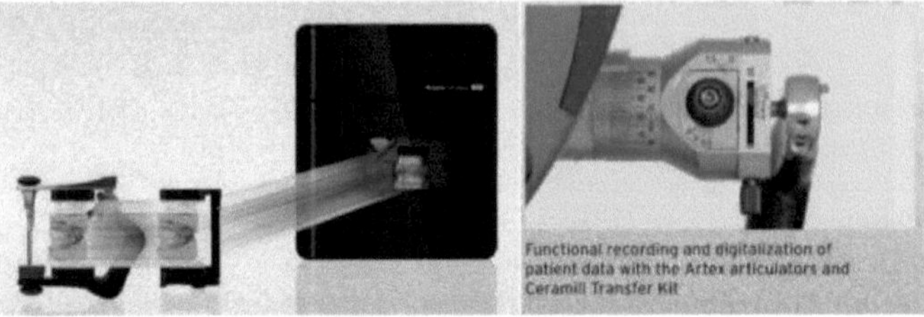

Figura 6.49 Moldes colocados no Ceramill Map 400 para digitalização.

O desenho da prótese completa começa com a marcação de pontos de referência anatómicos específicos exigidos pelo software nos moldes digitais. O software utilizará estes pontos de referência para calcular as linhas de disposição dos dentes, os intervalos de tolerância e a posição dos dentes anteriores maxilares utilizando a base de registo maxilar. Os algoritmos de cálculo ajudarão a detetar a linha média dos rebordos alveolares. O software irá então sugerir um conjunto aplicável de dentes artificiais a partir de dados armazenados em bibliotecas de diferentes fabricantes, de acordo com o respetivo espaço disponível. Os dentes anteriores da configuração de dentes proposta digitalmente podem ser personalizados pelo técnico para satisfazer as exigências estéticas do paciente. Após a configuração dos dentes, a secção gengival da prótese completa é desenhada e proposta automaticamente pelo software. Se necessário, o técnico dentário pode personalizar a gengiva utilizando uma faca virtual .[20,23]

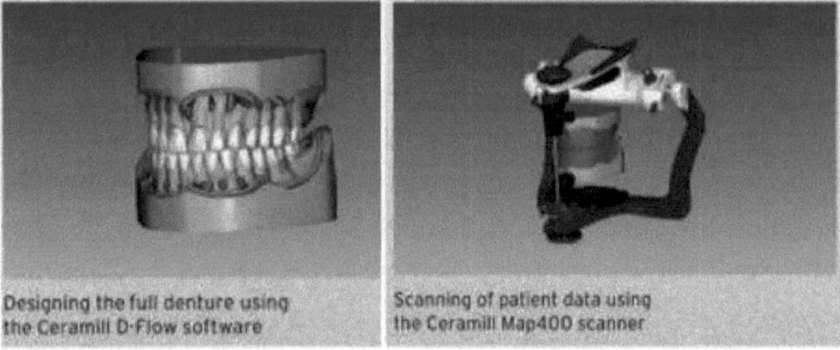

Uma cópia do arranjo virtual será enviada ao clínico para avaliação e aprovação. As bases maxilar e mandibular são fresadas com recessos nos quais os dentes de prótese solicitados serão inseridos com a utilização de uma máquina de fresagem de cinco eixos arrefecida a água (Ceramill Motion 2) a partir de um molde de cera da cor da gengiva **(Fig. 6.50).** A superfície do entalhe dos blocos de dentes de prótese especiais correspondentes ao molde de dentes escolhido será fresada de acordo com o cálculo prévio e o recesso será fresado nas bases da prótese. Os dentes de prótese são removidos das peças em bruto e encerados em posição nas bases de cera[20, 23].

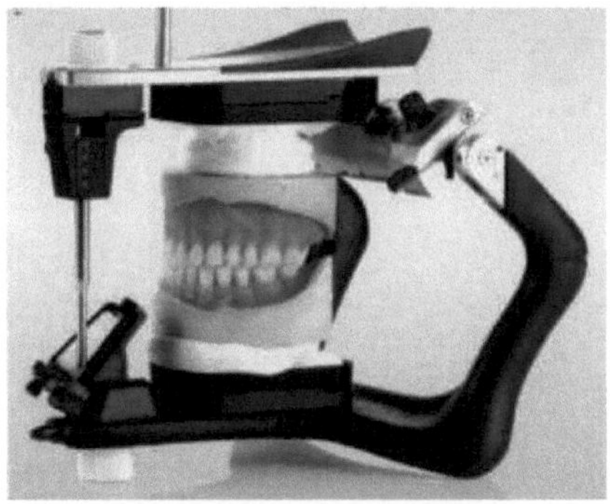

Terceira nomeação

As próteses de prova são experimentadas na boca do paciente para avaliar a estética, a fonética e efetuar quaisquer ajustes, se necessário.

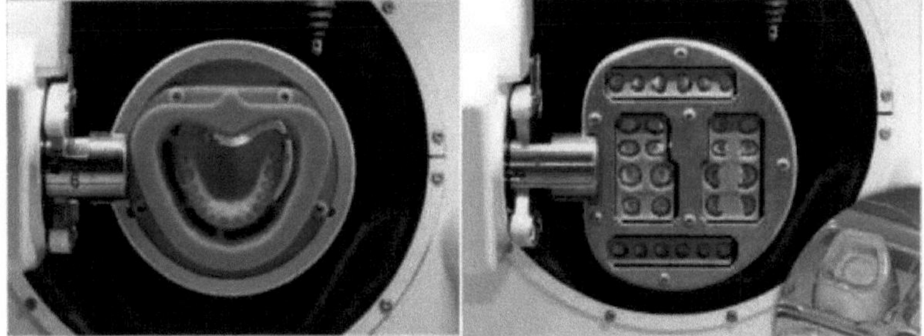

Figura 6.50 Fresagem da base da prótese final com recessos na peça bruta de PMMA cor-de-rosa e fresagem do desenho dos dentes selecionados.

Quarta nomeação

A inserção da dentadura completa CAD/CAM **(Figura 6.51)** é quase idêntica à inserção de uma dentadura completa fabricada convencionalmente. A pasta indicadora de pressão ou o Fit Checker são utilizados para ajudar a efetuar os ajustes necessários na adaptação da superfície do entalhe à mucosa. O ajuste oclusal pode ser essencial e pode ser efectuado intra-oralmente. A disparidade grave nos contactos oclusais entre as próteses pode ser ajustada após um procedimento clínico de remontagem[20, 23].

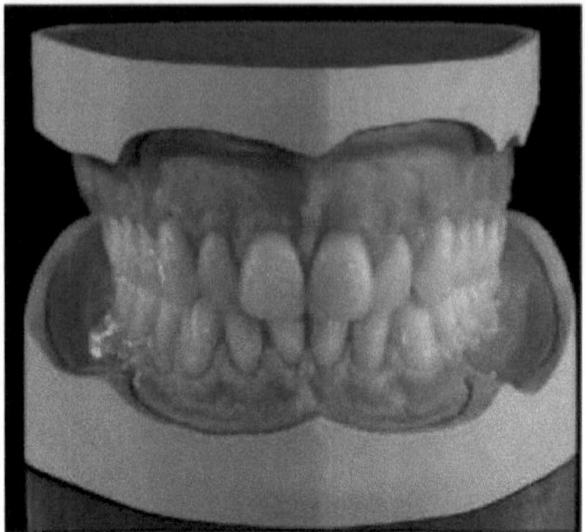

Fig. 6.51 Prótese digital Ceramill fresada final.

SISTEMA DE PRÓTESE BALTIC

O Sistema de Dentadura Baltic foi concebido para fornecer aos pacientes dentaduras completas em 2 consultas. **A Fig. 6.52** mostra os componentes do sistema Baltic.

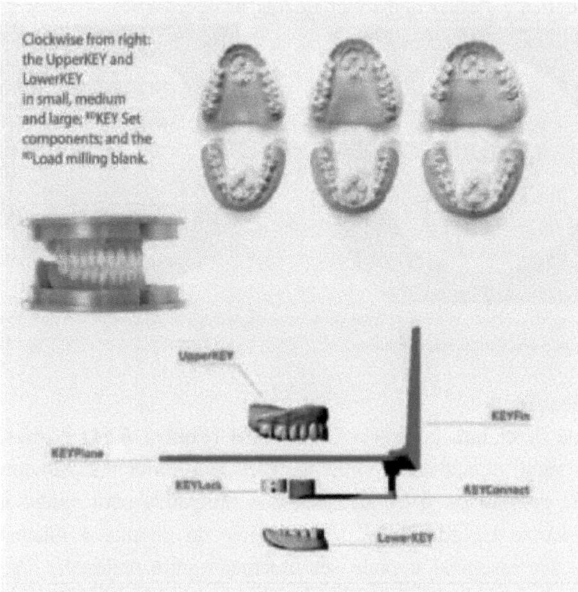

Figura 6.52 Componentes do sistema de dentadura Baltic.

Procedimentos clínicos

O Baltic Denture System permite ao médico iniciar o processo de fabrico da prótese utilizando impressões funcionais com os componentes do BDKEY Set (Merz Dental GmbH). Os componentes iniciais do conjunto incluem bases de registo ajustáveis maxilares e mandibulares com dentes **(Fig. 7.53).** Estas moldeiras estão disponíveis em 3 tamanhos (pequeno, médio ou grande) com diferentes tamanhos e formas de dentes. As moldeiras são ajustadas intra-oralmente e as

impressões definitivas são obtidas. Um arco facial patenteado que inclui um indicador vertical é ligado à moldeira maxilar para registar a linha média facial e transferir os componentes estéticos e funcionais de
o doente para o software de desenho. O arco facial, juntamente com o indicador vertical, ajuda o médico a registar a linha interpupilar, a linha de Camper e a linha média. É fornecido um dispositivo especial denominado *BDKEY Lock* para ajudar nos registos da relação da mandíbula **(Fig. 6.53).**

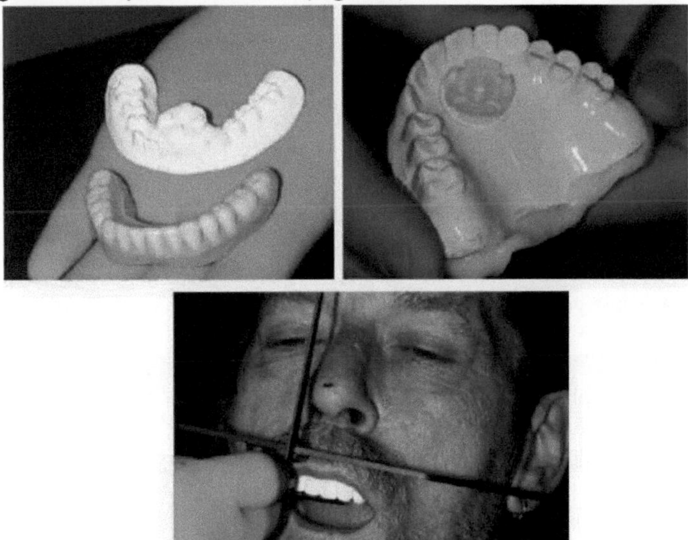

Figura 6.53 As moldeiras BDKEY com os dentes e *o BDKEY Lock* em posição para registar os registos da relação da mandíbula.

A presença de dentes nas moldeiras permite avaliar a estética geral, o suporte labial, o alinhamento dos dentes e o espaço interoclusal. Como as moldeiras BDKEY reproduzem de forma idêntica o tamanho e a forma dos dentes da prótese nos blocos de fresagem, elas servem como dispositivos de prova para confirmar a aprovação da futura prótese pelo paciente.

O laboratório gera a aquisição de dados após a digitalização de todos os registos enviados pelo médico. O desenho CAD dos dados disponíveis é estabelecido usando o software BDCreator (Merz Dental GmbH) **(Fig. 6.54).** Após a aprovação do desenho, as dentaduras são fresadas numa máquina de controlo numérico computorizado de 5 eixos. Os blocos de fresagem **(Fig. 6.55)** são feitos de polimetilmetacrilato reticulado (PMMA) e estão disponíveis em 3 tamanhos diferentes. Têm uma configuração de dentes integrada em *oclusão não guiada.* Os dentes anteriores e posteriores estão disponíveis em vários tamanhos e formas.

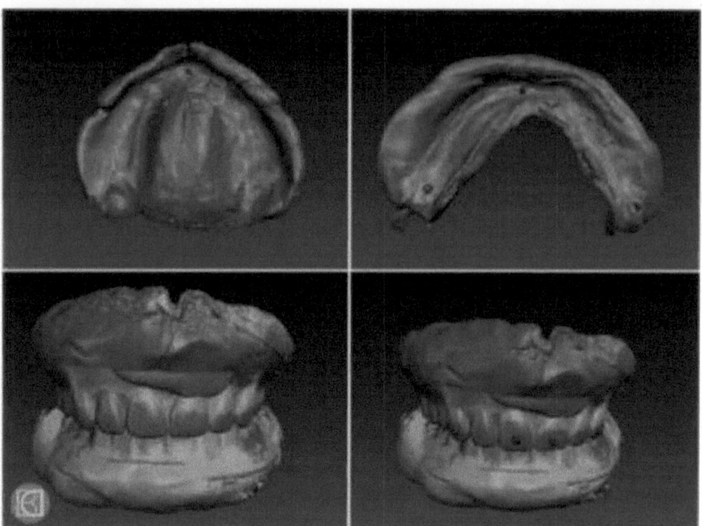

Figura 6.54 Os dados das impressões UpperKEY e LowerKEY correspondem, através de três pontos de referência, ao exame de registo da mordida^{BD} KEY.v

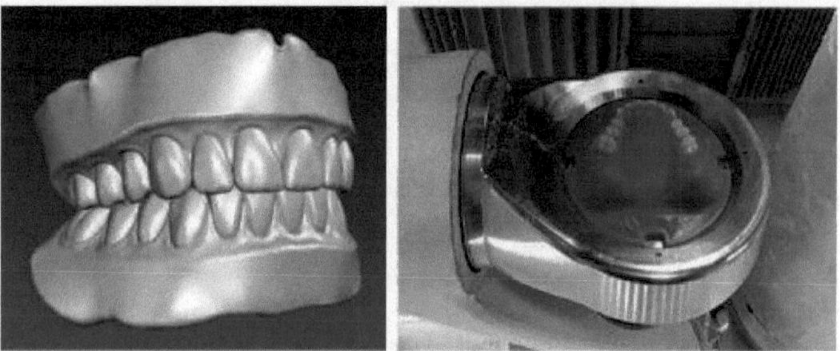

Fig. 6.55 Desenho final das próteses CAD/CAM e fresagem das próteses desenhadas.

Após a fresagem da prótese completa, a colocação é semelhante à de qualquer prótese completa convencional, **(Fig. 6.56)** mostrando a vista do sorriso da prótese CAD final. O ajuste oclusal pode ser efectuado intra-oralmente ou através de um procedimento clínico de remontagem.

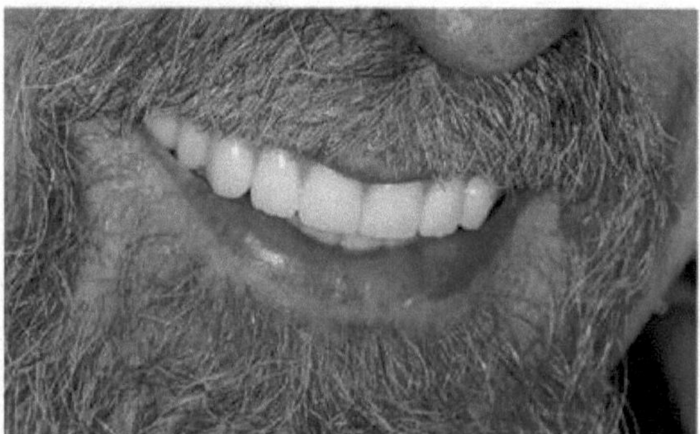

Figura 6.56 Vista do sorriso da dentadura final inserida na boca.

DISCUSSÃO

O domínio das próteses digitais engloba uma variedade de sistemas inovadores concebidos para a criação de próteses completas através da utilização da tecnologia CAD/CAM. Os sistemas notáveis neste domínio incluem AvaDent, Dentca, Weiland, Ivoclar Vivadent, Ceramill, Vita Vionic, Paia e Baltic Denture System, juntamente com o sistema Upcera. Cada sistema distingue-se por metodologias únicas e vantagens associadas. Por exemplo, o processo AvaDent envolve um protocolo de duas visitas que inclui impressões, prova e instalação de próteses através de fabrico subtrativo. Em contrapartida, o Método Dentca utiliza a impressão 3D para o fabrico de próteses. O sistema Weiland necessita de três consultas com moldeiras personalizadas e registos digitais, enquanto as próteses digitais Paia combinam digitalização e impressão 3D para um fabrico eficiente. O Baltic System agiliza o fornecimento de próteses completas em duas consultas, utilizando impressões funcionais. Especificamente, o sistema de prótese digital Weiland capitaliza o fabrico subtrativo, exigindo três consultas para o fabrico de próteses removíveis. Proporciona flexibilidade ao oferecer três abordagens para a aquisição de registos clínicos, incluindo moldeiras de impressão digitalmente concebidas e personalizadas com placas de mordida integradas, aros de cera personalizados digitalmente concebidos e fresados, e próteses personalizadas digitalmente concebidas e fresadas.

Além disso, o sistema de prótese digital AvaDent oferece múltiplas técnicas para assegurar os registos clínicos, satisfazendo os requisitos específicos dos clínicos e dos pacientes. Estas técnicas incluem a realização de impressões utilizando moldeiras pré-fabricadas, impressões digitais da arcada edêntula utilizando um scanner intra-oral e a utilização de um dispositivo de medição anatómica (AMD) que inclui moldeiras de arcada parcial maxilar e mandibular disponíveis em vários tamanhos. No mercado indiano, a Upcera revelou recentemente uma série de avanços tecnológicos significativos em toda a sua linha de produtos. Estes incluem melhorias notáveis nas máquinas de fresagem com processamento a seco, processamento a húmido, fornos de sinterização e scanners. Estes avanços serão brevemente analisados e discutidos em pormenor no oitavo capítulo.

Os sistemas acima mencionados representam os mais recentes avanços na tecnologia de prótese digital. Fornecem aos médicos as ferramentas e a flexibilidade necessárias para criar próteses personalizadas de alta qualidade, melhorando simultaneamente a experiência do paciente. Estes sistemas abrangem várias fases clínicas e laboratoriais, incluindo a realização de moldagens, registos da relação dos maxilares e a utilização de moldeiras especializadas para moldagens funcionais. Incorporam tecnologia digital para otimizar o desenho da prótese, os processos de fresagem e a colocação final da prótese. É importante salientar que oferecem vantagens como a redução do tempo de cadeira e o aumento da satisfação do paciente.

CAPÍTULO 7

7. AVALIAÇÃO E ERROS NOS CECDS

O fabrico de CECDs envolve a recolha de registos, o desenho digital e a fresagem final da prótese. As pré-visualizações digitais devem ser utilizadas para avaliar o desenho antes da aprovação para o fabrico. O objetivo deste capítulo é ajudar a compreender e evitar erros comuns resultantes da pré-visualização digital do desenho do CECD, fornecendo uma lista de verificação sistemática. Esta lista de verificação também pode servir como uma ferramenta educacional para os estudantes de medicina dentária que estão a aprender a fabricar CECDs[33,40] . A avaliação dos CECDs pode ser efectuada da seguinte forma:

Avaliação da vista oclusal

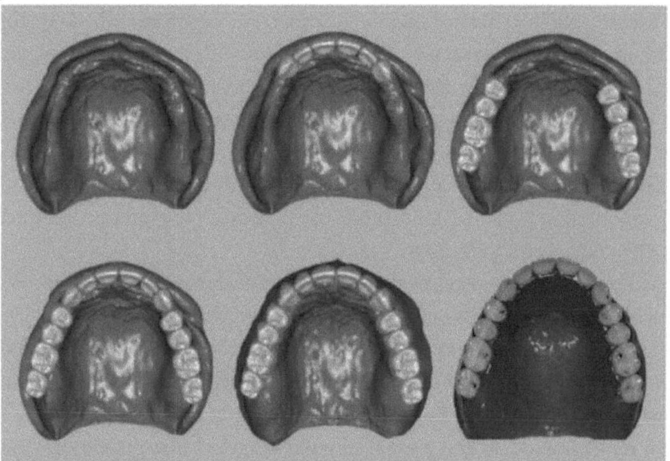

Figura 7.1 Pré-visualizações digitais para fabrico de CECD maxilar. Os dentes anteriores foram avaliados, seguidos pelos dentes posteriores, e depois ambos em relação à crista edêntula maxilar. Pontos de referência anatómicos: papila incisiva, tuberosidades maxilares e fissuras pterigomaxilares em relação à disposição dos dentes, e base da prótese avaliada de acordo com os princípios da prótese removível.

1. Avaliar a disposição dos dentes relativamente à forma da arcada. A disposição dos dentes deve seguir a forma da arcada e estar alinhada com o rebordo alveolar, seguindo os princípios da prótese removível **(Fig. 7.1).** As cúspides linguais dos dentes mandibulares devem, idealmente, estar dentro do triângulo de Pound, exceto se indicado de outra forma **(Fig. 7.2A)** .[40]

2. Avaliar a distância do ponto mais posterior da papila incisiva à superfície vestibular dos incisivos centrais em relação aos registos fornecidos (aproximadamente 10 a 12 mm). Esta medição pode ser obtida utilizando um modo de visualização em grelha **(Fig. 7.2B).** Se as medições estiverem dentro deste intervalo, a posição do dente incisivo pode ser considerada aceitável em .[40]

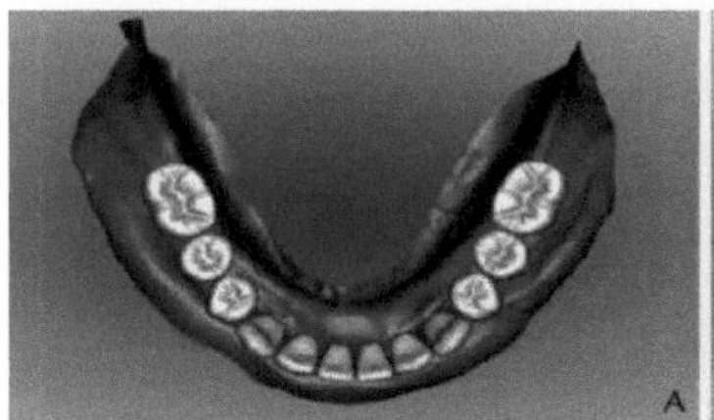
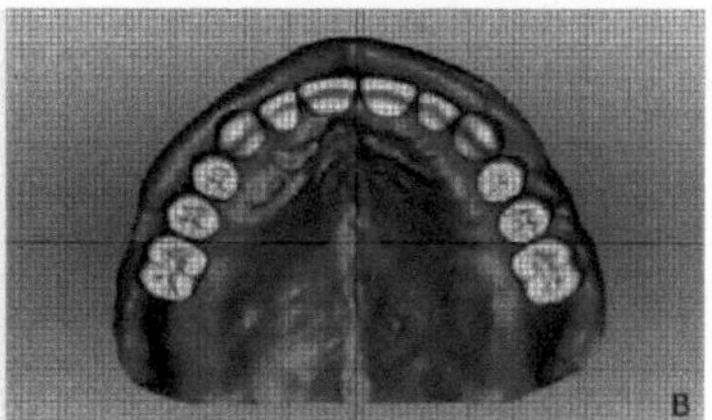

Figura 7.2. Pré-visualização dos CECDs antes da aprovação do desenho. **A,** Pré-visualização do CECD mandibular com disposição dos dentes dentro do triângulo de Pound. B, Modo de visualização em grelha para o CECD maxilar correspondente ao CECD mandibular em A. A visualização permite medir a distância da papila incisiva à superfície vestibular dos incisivos anteriores, representada em milímetros. O modo de visualização em grelha não é fornecido por todos os fabricantes.

Avaliação da vista lateral

3. Avaliar a sobreposição horizontal e vertical prevista dos dentes anteriores **(Fig. 7.3)**, confirmar a sobreposição horizontal e vertical prevista com base nos princípios da prótese removível convencional e confirmar a orientação incisal superficial .[40]

4. Avaliar a relação oclusal prevista (classe I, II ou III) **(Fig. 7.4A, B).** Foi referido que o paralelismo dos rebordos alveolares maxilar e mandibular indica uma dimensão vertical oclusal (DVO) adequada **(Fig. 7.4C)** .[40]

5. Avaliar o aspeto posterior do plano oclusal mandibular para corresponder ao terço distal das almofadas retromolares **(Fig. 7.4D, E)** .[40]

6. Avaliar as posições mais posteriores dos dentes da dentadura mandibular (ambos os lados) para garantir que não estão posicionados na parte ascendente do ramo, num plano inclinado **(Fig. 7.4F)** .[40]

7. Avaliar a posição dos dentes da prótese maxilar mais posterior em relação às tuberosidades maxilares (ambos os lados). Os dentes não devem ser colocados sobre as tuberosidades maxilares, exceto se for feito um pedido específico **(Fig. 7.5A)** .[40]

8. Assegurar a oclusão correta entre os dentes maxilares e mandibulares **(Fig. 7.3 & 7.5B).**

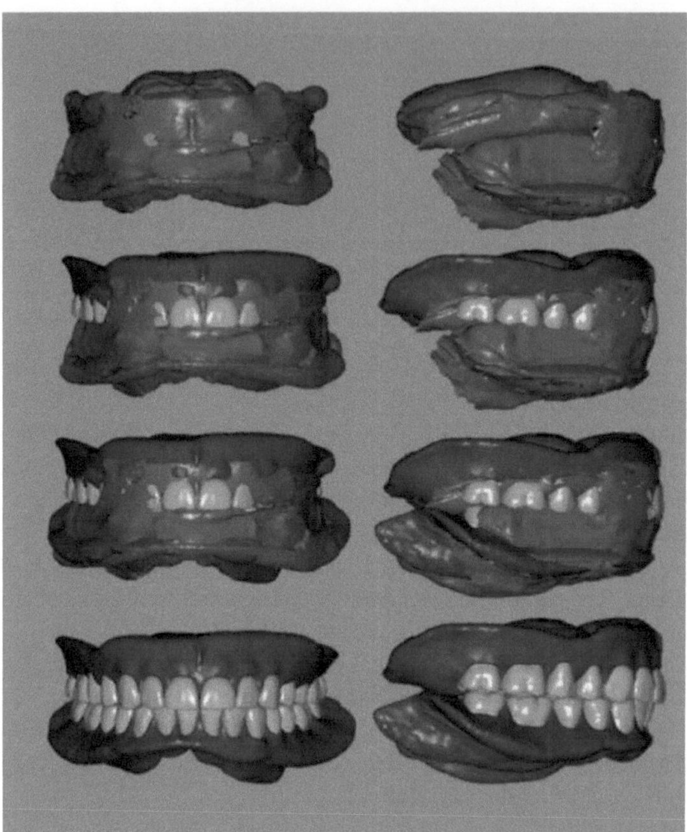

Figura 7.3. As pré-visualizações virtuais mostram apenas os registos MMR, os registos MMR em relação à disposição dos dentes maxilares, os registos MR em relação à disposição dos dentes maxilares e mandibulares e, finalmente, a pré-visualização virtual definitiva dos CECDs. Plano oclusal (almofada retromolar posterior, ponto de intersecção anterior entre a linha média do registo MMR e o plano oclusal horizontal do registo MR), linha média dos registos MMR, linha média virtual dos CECDs, disposição simétrica dos dentes, interdigitação adequada dos dentes (oclusão) e extensão da base da prótese avaliada.

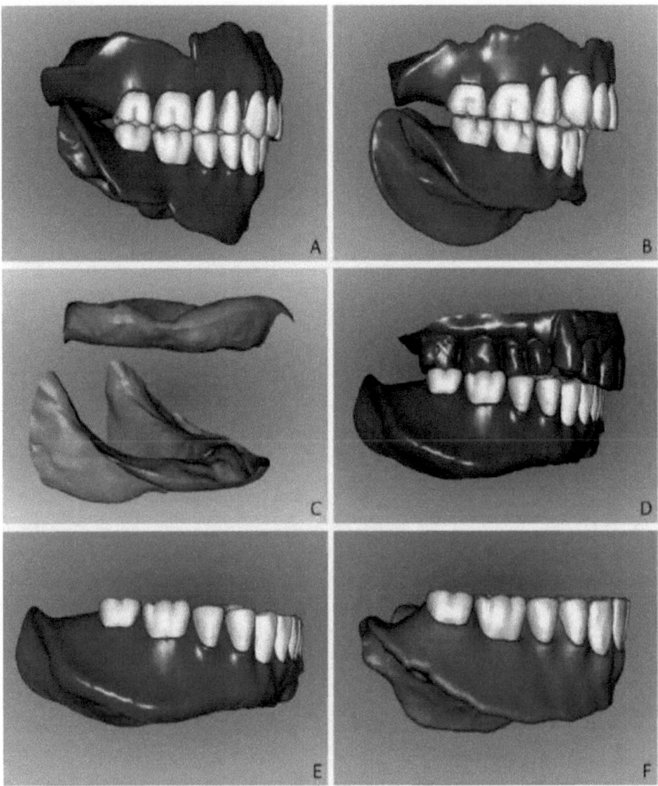

Figura 7.4. Diferentes relações oclusais com base nos registos do MMR. **A,** relação de Classe I com dentes anatómicos (oclusão lingualizada). B, relação de Classe II com dentes não anatómicos (oclusão monoplana). C, Arcos edêntulos maxilares e mandibulares paralelos, indicando uma DVO adequada. **D,** Violação inevitável da posição dos dentes posteriores acima da almofada retromolar com CECD único devido ao plano oclusal maxilar existente. E, Pré-visualização virtual do CECD definitivo para a mesma situação clínica de **D. F.** Erro durante a pré-visualização de outro CECD mandibular com espaço insuficiente para o segundo molar. O segundo molar colocado no ramo ascendente e acima da almofada retromolar tem de ser virtualmente removido antes do fabrico.

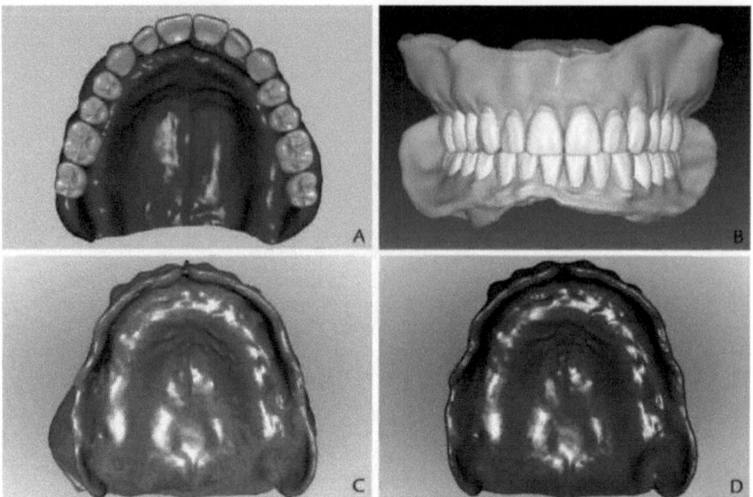

Figura 7.5. A, Disposição incorrecta dos dentes. Os dentes anteriores estão colocados anteriormente ao rebordo alveolar, os segundos molares estão colocados sobre as tuberosidades e a linha média dos dentes está deslocada para o lado esquerdo, em comparação com os pontos de referência anatómicos (papila incisiva e sutura palatina média). B, os CECDs (Dentca, Inc) mostram uma discrepância virtual com a disposição dos dentes relacionada com os caninos maxilares e mandibulares direitos em comparação com o lado esquerdo. C, Extensão posterior da base da dentadura virtual maxilar em relação aos registos clínicos. D, Extensão posterior correta da base da dentadura dentária incluindo as fissuras pterigomaxilares para a mesma situação clínica apresentada em **C.**

Avaliação da vista frontal

9. Avalie a relação da linha média dos dentes pré-visualizados (maxilar e mandibular) para garantir que coincide com a linha média marcada no registo (Fig. 7.3). Reavalie também os passos 3 e 5. Avalie a pré-visualização virtual frontal do CECD para obter uma disposição simétrica dos dentes (exceto se solicitado em contrário), de forma adequada

plano oclusal inclinado e relações normais com outros pontos de referência anatómicos **(Fig. 7.3)".**

10. Avaliar o tipo de dente e a morfologia solicitados para um esquema oclusal solicitado, tal como oclusão lingualizada, bilateral equilibrada ou monoplana (anatómica ou não anatómica) **(Fig. 7.4A, B)** .[40]

Avaliação da base da prótese

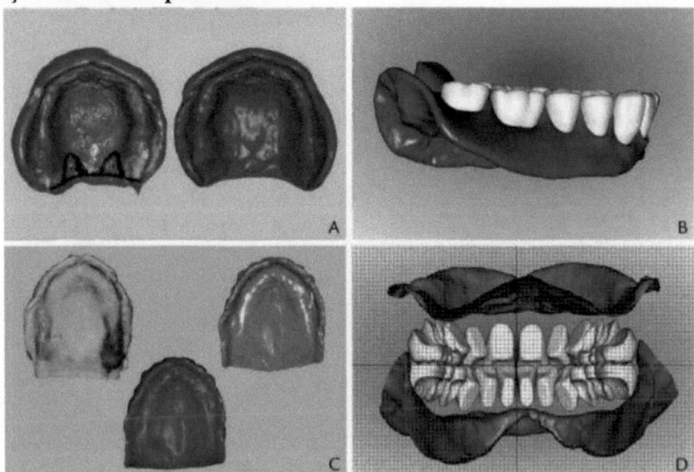

Figura 7.6. A, Impressão maxilar com a área do selamento palatino posterior delineada e arcada edêntula virtual com as dimensões corretas do selamento palatino posterior do mesmo doente. B, Extensão adequada da base da prótese para o CECD mandibular cobrindo as áreas da almofada retromolar e da prateleira vestibular. C, Impressão definitiva maxilar para CECD. Vista virtual da superfície do entalhe do CECD avaliada quanto à extensão do bordo idêntica à moldagem e à espessura da base da prótese, revelando uma espessura incorrecta da base da prótese na área do primeiro pré-molar superior direito. CECD definitivo mostrando que o erro foi corrigido. D, Modo de visualização em grelha a partir do aspeto lingual, permitindo medições do espaço protético disponível em milímetros.

11. Avaliar a extensão da base da dentadura maxilar posterior. Assegurar que a extensão cobre as fissuras pterigomaxilares **(Fig. 7.5C, D).** Avaliar as dimensões do vedante palatino posterior, se solicitado **(Fig. 7.6A)**.[40]

12. Avaliar a extensão da base da dentadura mandibular posterior. Assegurar a cobertura das almofadas retromolares e das áreas da prateleira vestibular **(Fig. 7.6B).** Avaliar a espessura do bordo da prótese para as bases da prótese maxilar e mandibular **(Fig. 7.6C).** Comparar a extensão da base da prótese pré-visualizada com a imagem fornecida das extensões dos bordos de impressão ou com a digitalização da impressão da arcada virtual (semelhante, demasiado estendida, insuficientemente estendida).[40]

Avaliação do espaço protético

13. Avaliar a distância prevista entre a crista do rebordo alveolar e a superfície oclusal dos dentes da prótese **(Fig. 7.6D).** Assegurar um espaço protético disponível suficiente para a base da prótese e os dentes de resina acrílica, o que ajudará na seleção do tipo de CECD (monolítico ou ligado) **(Fig. 7.7A, B).** Num espaço protético reduzido, considere a utilização de CECDs monolíticos, que ocupam menos espaço sem comprometer a resistência. Além disso, avalie o espaço protético para overdentures completas planeadas por computador (CECO) **(Fig. 7.7C, D)** e situações clínicas de próteses completas imediatas por computador (ICECDs) **(Fig. 7.8A-D).**

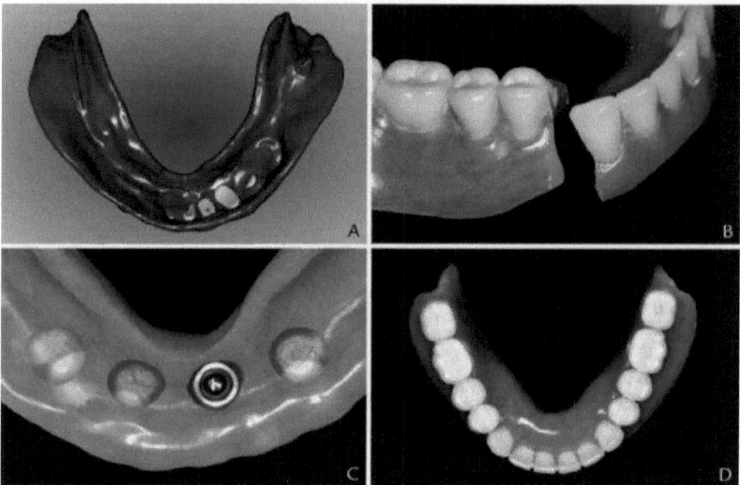

Figura 7.7. **A,** mostrando a vista virtual da superfície do entalhe do ICECD com espaço protético insuficiente. B, ICECD mandibular fracturado na área com espaço protético insuficiente com ICECD do tipo colado. C, CECO mandibular fresado com espaço de fixação adequado para o procedimento de recolha. D, O mesmo CECO fresado foi concebido com contornos de base lingual mais volumosos para a resistência da base da prótese com a presença de encaixes.

14. Numa situação clínica CECO, assegurar espaço protético suficiente para o tipo desejado de attachments, conforme solicitado; considerar o aumento dos contornos da base da prótese, permitindo uma espessura suficiente da base da prótese **(Fig. 7.7C, D).** Do mesmo modo, com ICECDs, o espaço protético é fundamental para evitar uma base de prótese fina que é mais propensa a fracturas **(Fig. 7.7B, 7.8D)**[33, 40].

Avaliação estética (dentes e festooning)

15. Avaliar o tamanho do dente da prótese (largura e altura), a cor, a forma e a inclinação ou rotação personalizada, se solicitado. Confirme a conformidade com os princípios protéticos convencionais relativamente à disposição dos dentes e à colocação de festooning para delinear os encaixes ideais dos dentes **(Figs. 7.3, 7.8E).**

16. Avaliar o festooning adequado e o nível zenital gengival (afetado pela altura do dente) em comparação com os registos fornecidos que mostram a localização mais elevada do lábio superior durante o sorriso **(Fig. 7.8E, F).** Nesta fase, a festonagem personalizada (contornos, pontilhado e rugas) deve ser confirmada para proporcionar uma caraterização estética superior para a CECD definitiva **(Fig. 7.1).** Assegurar que a cor da base da prótese foi selecionada e anotada[33, 40].

17. Em caso de dúvida, recomenda-se uma prótese de prova para fornecer uma avaliação objetiva da prótese definitiva antes do seu fabrico **(Fig. 7.8G).**

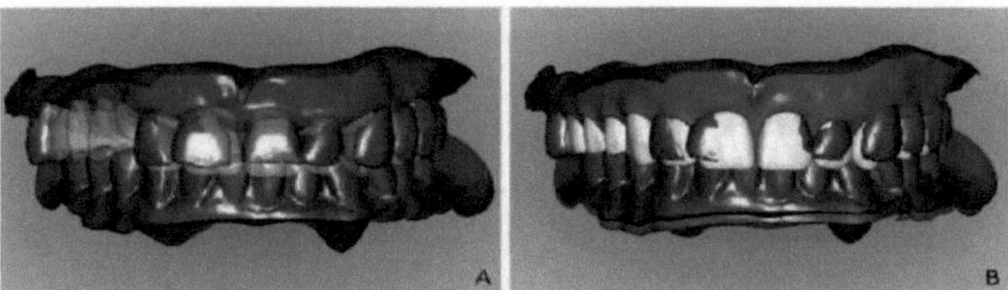

Figura 7.8. A, B, Outro exemplo de CICECD. As duas vistas mostram os registos clínicos sobrepostos e a disposição dos dentes corrigida para ter uma relação oclusal mais adequada.

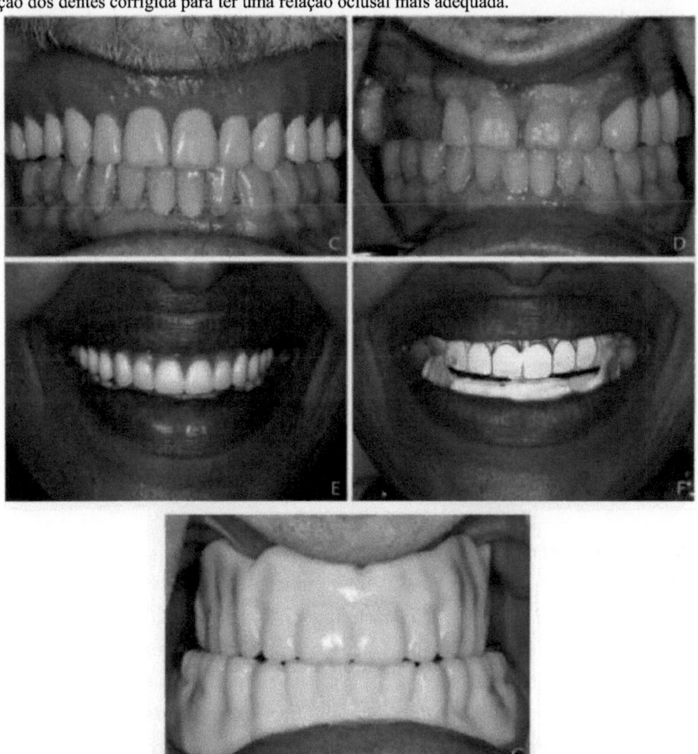

Figura 7.8. C, Situação clínica existente do mesmo paciente com espaço protético insuficiente na zona anterior. D, Paciente restaurado com o tipo de prótese ICECD monolítica devido a espaço protético insuficiente. E, Vista do sorriso de CECDs com seleção adequada da cor da base da prótese, festooning, nível do zénite gengival e embrasures incisais. F, O mesmo paciente mostrando registos na determinação do nível zenital gengival, posicionamento da linha média e localização do plano oclusal. G, A prótese de colocação à prova da cor do dente é utilizada para avaliação objetiva como precaução.

Erros comunicados no DRCD

Os DRCDs proporcionam melhores vantagens e a satisfação dos doentes com o seu fluxo de trabalho de 2 consultas, mas existem muitas complicações associadas aos DRCDs relatadas nos vários estudos clínicos, como se segue:

Falta de retenção e necessidade de substituição

Com base em vários artigos de revisão, a incidência total de retenção de prótese desfavorável com CECDs foi de 20,73% (17 de 82 participantes). Saponaro et al, num estudo retrospetivo, relataram que 16,66% (8 de 48 participantes) tinham uma retenção inadequada da prótese na consulta de colocação. Bidra et al, num estudo prospetivo, referiram que 50% (7 de 14 participantes) não reportaram uma retenção adequada da prótese na altura da colocação e que 1 participante teve uma perda significativa de retenção no seguimento de 1 ano. Um estudo de Schwindling e Stober registou 40% (2 de 5 participantes) com retenção insuficiente da prótese[33] >.[40]

Erros de dimensão vertical oclusal

A incidência total de discrepâncias de MOV nos estudos é de 11,32% (6 de 53 participantes), com CECDs registados **(Fig. 7.9).** Saponaro et al registaram 8,33% (4 de 48 participantes) de discrepâncias com a DVO. Schwindling e Stober registaram 40% (2 de 5 participantes) com MOV insuficiente[33] '.[40]

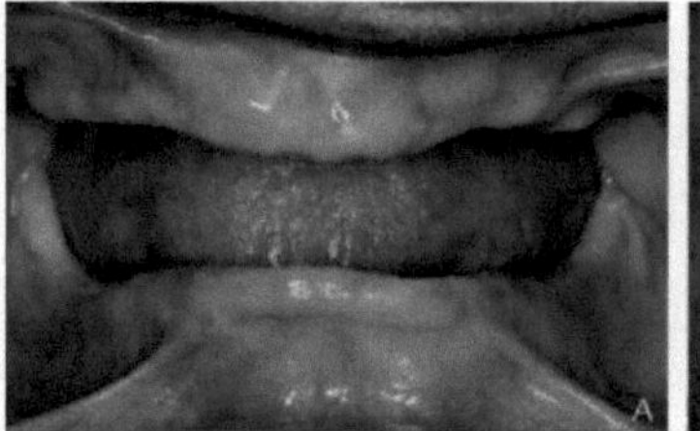

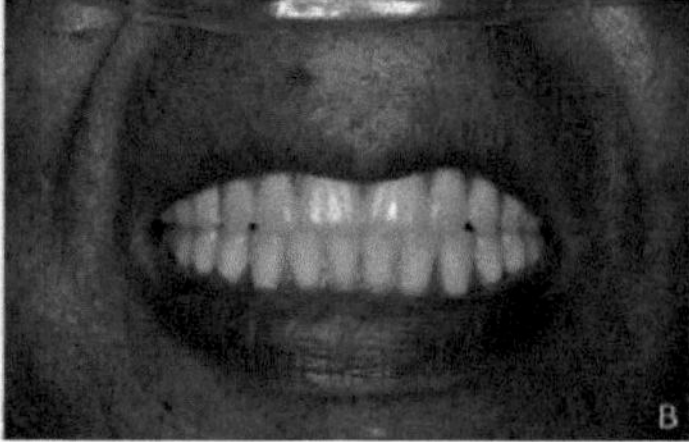

Fig. 7.9. A, Vista intra-oral de uma situação interarcos reduzida que afectou a DVO. **B,** Vista mostrando o excesso de visibilidade dos dentes devido ao aumento da DVO para o mesmo paciente.

Erros de relação cêntrica

De acordo com um artigo de revisão, a incidência total de erros de relação cêntrica incorrecta foi de 7,32% (6 de 77 participantes) com CECDs. Kattadiyil et al referiram 6,66% (1 de 15 participantes) com RC incorrecta num estudo prospetivo. Saponaro et al referiram que 6,25% (3 de 48 participantes) tinham RC incorrecta. Bidra et al referiram que tinham dúvidas quanto à exatidão dos registos de RC de 14,28% (2 de 14 participantes), o que levou a uma visita adicional para confirmação no seu estudo .[33> 40]

Erros de oclusão e de disposição dos dentes

Num estudo prospetivo realizado por Schwindling e Stober, todos os participantes, cujos tratamentos foram planeados para um esquema oclusal bilateral e equilibrado, necessitaram inicialmente de ajustes intra-orais para estabelecer o esquema oclusal concebido. Dois dos 5 participantes (40%) necessitaram de, pelo menos, uma correção de um único dente neste relatório, que tinha uma consulta de colocação experimental no protocolo para obter uma disposição harmoniosa dos dentes[33] ' [40]

Problemas estéticos

A incidência total de estética de prótese inadequada com CECDs foi de 15,09% (8 de 53) participantes, de acordo com um artigo de revisão no ano de 2017 (Fig. **7.10).** Saponaro et al relataram que 6,25% (3 de 48 participantes) tiveram resultados estéticos fracos. Schwindling e Stober relataram que todos os participantes, 100% (5 de 5 participantes), necessitaram de várias correcções estéticas (envolvendo linha média deslocada, desvio do plano oclusal da linha interpupilar ou do plano de Camper, apoio labial excessivo e corredores vestibulares reduzidos) para alcançar a harmonia estética.[33> 40]

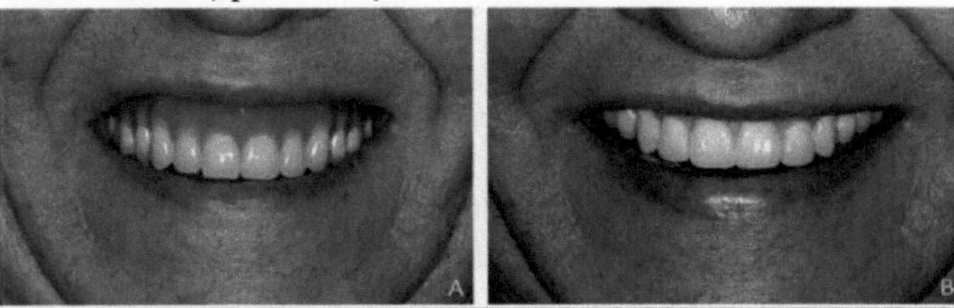

Fig. 7.10. **A,** prótese completa concebida por computador revelando excesso de resina acrílica cor-de-rosa, necessitando de ser refeita. B, Complicação gerida com colocação de prova convencional antes do processamento.

Problemas fonéticos

Saponaro et al. relataram que 2,08% (1 de 48 participantes) tinham alterações fonéticas devido à deficiência do contorno palatino, que foi corrigida com o uso de um reembasador palatino duro processado a quente. Schwindling e Stober relataram que 20% (1 de 5 participantes) tiveram dificuldade inicial em pronunciar a letra "S". Isso foi resolvido ao longo do tempo sem intervenção.

Fratura de prótese e reparação de dentes

Saponaro et al relataram 2,08% (1 de 48 participantes) com um CECD retido por implante fracturado; este foi reparado. Bidra et al relataram que observaram um desgaste dentário acrílico grave em CECDs monolíticos de PMMA em 21,42% (3 de 14 participantes) após 1 ano de seguimento.[33,40]

Insatisfação global dos doentes

De acordo com uma revisão sobre complicações clínicas com CECDs em 2017, foi relatado que a insatisfação geral do paciente ou a falta de preferência por CECDs foi encontrada em 25,49% (13 de 51 participantes). Kattadiyil et al relataram que 20% (3 de 15 participantes) preferiram o CD convencional ao CECD fresado. Bidra et al relataram que 35,29% (6 de 17 participantes) estavam insatisfeitos com o resultado. Saponaro et al relataram que 21,5% (4 de 9 participantes) não estavam satisfeitos com o resultado geral[33, 40]

Discussão

Este capítulo serve como um guia de pré-visualização digital no fabrico de CECDs, mantendo os princípios de desenho protético e reduzindo as complicações. Infelizmente, nem todos os fabricantes oferecem atualmente pré-visualizações digitais. Apesar de muitas empresas oferecerem próteses de prova, a pré-visualização digital oferece vantagens ao evitar este passo e a necessidade de refazer o trabalho. A utilização de uma lista de verificação pode oferecer uma fabricação mais objetiva para um melhor resultado do tratamento, especialmente se não for possível marcar uma consulta de colocação da prótese devido a restrições de tempo e financeiras[40] . Os resultados adversos podem ser explicados pelo facto de o médico ter dificuldade em adaptar-se a uma nova técnica. AlHelal et al, num estudo clínico, relataram uma retenção significativamente mais elevada para bases de próteses maxilares fresadas. No entanto, não é claro se a mesma tendência de retenção se traduz na arcada mandibular, o que pode explicar a percentagem mais elevada de falta de retenção registada. O significado destas percentagens, embora mais elevadas, foi limitado, uma vez que não se tratava de dados compilados de vários relatórios. Embora complicações como a perda de retenção, fratura e registos imprecisos também estejam rotineiramente associadas aos CDs convencionais, uma colocação experimental pode evitar estes problemas e resultar em menos resultados negativos. Uma seleção cuidadosa dos doentes deverá melhorar os resultados com os CECDs. Deve ser considerada uma consulta de colocação experimental adicional para reduzir os remakes **(Fig. 7.10).** A investigação é insuficiente para chegar a conclusões definitivas e são necessários mais estudos de resultados clínicos e análise de dados 33,40

8. NOVOS AVANÇOS

Os avanços crescentes nas tecnologias digitais e CAD/CAM levaram a um aumento da procura de fabrico digital de próteses e de próteses suportadas por implantes[37, 70] . De acordo com estudos, a taxa de sucesso das sobredentaduras suportadas por implantes foi registada como sendo de até 96%[70] . A declaração de consenso de McGill e York sugeriu que uma sobredentadura mandibular suportada por 2 implantes deveria ser o tratamento padrão para pacientes edêntulos[32, 70] . A colocação de implantes orientada para a prótese tornou-se um fator chave para uma terapia de implantes bem sucedida no mundo atual[37] . Por conseguinte, a colocação de implantes com base em modelos assistidos por computador tornou-se cada vez mais popular devido a um melhor planeamento e a uma maior precisão de transferência do plano virtual para o local da cirurgia, em comparação com a inserção de implantes à mão livre ou a perfuração final à mão livre. A precisão da colocação de implantes com base em modelos assistidos por computador é influenciada por vários factores, desde a aquisição do conjunto de dados até ao procedimento cirúrgico. Originalmente, os protocolos de cirurgia guiada defendiam um protocolo de digitalização dupla. Atualmente, o progresso tecnológico contínuo, tanto no desenvolvimento baseado em computador como no processo de fabrico dentário, oferece instrumentos adicionais para o planeamento do tratamento, a colocação cirúrgica e a reabilitação protética numa abordagem de equipa interdisciplinar .[37]

A seleção do doente e uma anamnese adequada, com história médica e dentária, juntamente com um exame clínico completo, são muito importantes antes do início do tratamento 32,37, 70. y|ie maioria dos relatos de casos/técnicas descritos na literatura utilizaram a prótese completa existente para obter a informação necessária para fabricar próteses completas implanto-suportadas[36 ,70] . Muitas técnicas para o fabrico de próteses implanto-suportadas são relatadas na literatura e em casos

relatórios. Uma técnica para o fabrico de próteses implanto-suportadas é explicada em pormenor neste capítulo:

Prótese maxilar implanto-suportada

Primeira consulta clínica

O fluxo de trabalho de planeamento orientado para a prótese começa com um protocolo de digitalização dupla modificado, com 4-6 gotas de compósito fluido adicionadas à prótese dentária completa removível existente **(Fig. 8.1)**[37] . Também podem ser utilizados marcadores esféricos de guta-percha[37, 70] . Nesta técnica, o primeiro exame é um exame CBCT do paciente com a prótese dentária completa removível existente. É utilizada uma mordida de cera para separar as arcadas dentárias **(Fig. 8.1).** O segundo exame é da prótese dentária completa removível existente, realizado com um scanner intra-oral ótico para permitir a fusão dos dados

DICOM com o ficheiro STL **(Fig. 8.2)**. É obtido um modelo virtual utilizando a engenharia inversa **(Fig. 8.2)** .[37]

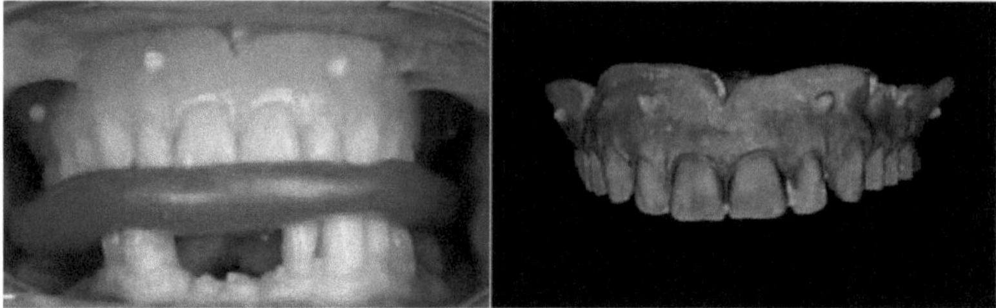

Figura 8.1 Prótese dentária completa removível existente com 6 gotas de compósito fluido e uma mordida de cera para separar as arcadas dentárias. A digitalização ótica da prótese dentária completa removível existente.

Os dados STL e DICOM são importados para um programa de planeamento de software 3-D. A superfície reprocessada extrapolada a partir dos dados DICOM e a superfície da prótese dentária completa amovível existente gerada pelo processo de digitalização são fundidas com as ferramentas de reposicionamento de melhor ajuste do software[37 ,36] . Outro método de digitalização consiste no fabrico de um dispositivo de digitalização personalizado (CSD) que pode ser utilizado para digitalizar a relação maxilo-mandibular (MMR) com o IOS[75] . O fabrico de um CSD começa com a duplicação da prótese completa maxilar utilizando um scanner de secretária. Exportar a digitalização para um ficheiro STL e importá-lo para o software de edição. Corte 3 janelas no CSD para revelar áreas suficientes de tecido mole para serem utilizadas como referência de costura durante a digitalização. Certifique-se de que as janelas não são demasiado grandes para não comprometer a retenção, estabilidade ou suporte do CSD. As janelas podem ser criadas subtraindo formas sólidas do ficheiro STL. Mantenha os pontos de referência do tripé no CSD e na parte anterior e posterior bilateralmente para facilitar a digitalização da relação maxilomandibular **(Fig. 8.3)**. Imprimir o CSD utilizando uma impressora 3D à base de resina **(Fig. 8.4a)**. O CSD também pode ser fabricado utilizando a técnica tradicional de duplicação e cortando as 3 janelas manualmente[75] . Nesta altura, são planeados quatro implantes protéticos com as dimensões necessárias, tendo em conta· a qualidade e quantidade de osso disponível, a espessura dos tecidos moles, os pontos de referência anatómicos e o tipo, volume e forma da restauração final (Fig. **8.4b)**. Após uma avaliação funcional e estética cuidadosa com verificação final, é fabricada uma férula cirúrgica estereolitográfica com uma tecnologia de prototipagem rápida mais recente ou fresagem CAD/CAM **(Fig. 8.4c)** .[37]

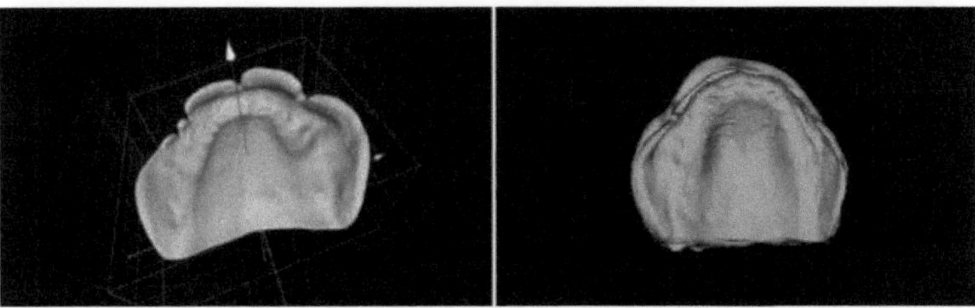

Figura 8.2 Ficheiro STL tridimensional da prótese dentária completa removível existente e modelo virtual derivado da digitalização da prótese dentária completa removível existente.

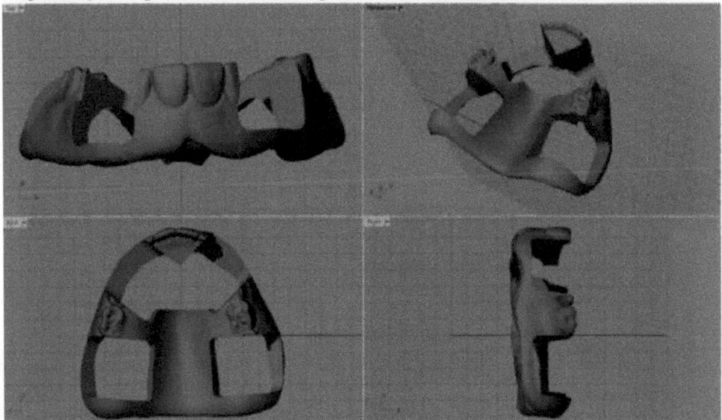

Figura 8.3 Conceção do software do dispositivo de digitalização personalizado a ser utilizado durante a digitalização intra-oral da arcada completa.

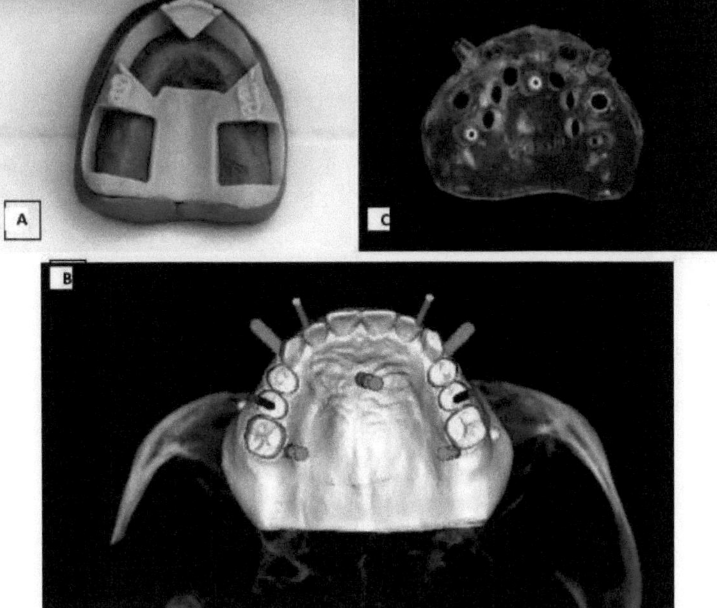

Figura 8.4 A. Dispositivo de digitalização personalizado impresso com material à base de resina. **B.** Planeamento de implante virtual orientado para a prótese. C. Modelo cirúrgico.

Segunda nomeação clínica

O ajuste exato da férula cirúrgica é experimentado diretamente na boca do paciente. O paciente é tratado sob anestesia local administrada 20 minutos antes da cirurgia. A férula cirúrgica pode ser estabilizada utilizando um índice cirúrgico de silicone, derivado do plano virtual, e pinos de ancoragem pré-planeados. Os implantes planeados são colocados sem retalho utilizando brocas dedicadas **(Fig. 8.5 A).** Nalguns casos, a dose de antibiótico profilático de 2 g

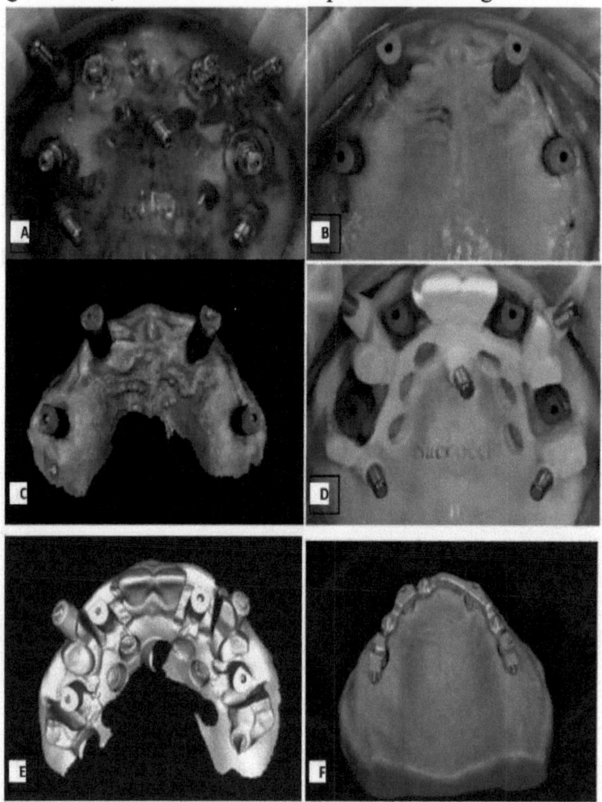

Figura 8.5 A. Implantes colocados sem retalho utilizando a férula cirúrgica. **B.** Pilar de digitalização aparafusado aos pilares multiunidades. C. Impressão intra-oral ótica. D. Segunda impressão intra-oral ótica com uma férula especialmente concebida. E. Ficheiro STL derivado da segunda impressão intra-oral ótica. F. Barra de titânio CAD/CAM com encaixes e esferas de baixo perfil.

de amoxicilina ou 600 mg de clindamicina podem ser administrados em caso de alergia à penicilina uma hora antes da colocação do implante em doentes com risco de desenvolver infecções. Todos os implantes são inseridos com um torque de inserção mínimo de 35 N cm sugerido por protocolos previamente publicados. Os pilares multiunit pré-planeados podem ser imediatamente aparafusados ao implante e nunca removidos. Imediatamente após a colocação do implante, a arcada do paciente é digitalizada para impressão digital utilizando o IOS em nível do pilar, utilizando pilares de digitalização dedicados **(Figs. 8.5 B & C)**.

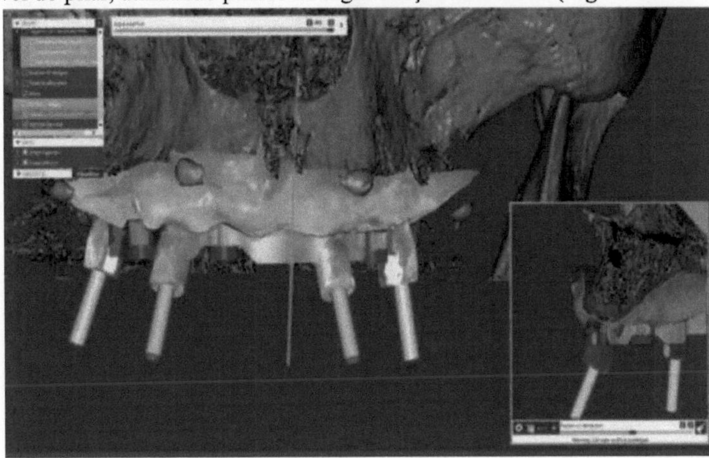

Figura 8.6 CAD da barra de titânio.

Para melhorar a precisão da impressão digital num paciente totalmente edêntulo, é feita uma segunda impressão digital utilizando um modelo opaco dedicado ou o CSD, fabricado pelo planeamento virtual. Esta férula é personalizada para manter o desenho do dente, mas permite aparafusar os pilares de digitalização **(Fig. 8.5 D)** para que o novo ficheiro STL possa ser sobreposto ao planeamento anterior **(Fig. 8.5 E)**. Finalmente, os pilares multiunit são cobertos com tampas dedicadas e a prótese completa amovível existente é revestida no consultório com uma resina de polimerização automática, assegurando que não há pressão sobre os pilares de cicatrização. Uma barra de titânio CAD/CAM é desenhada anatomicamente de acordo com a posição do implante e a forma e volume da prótese de dentadura completa removível existente (RCDP) **(Fig. 8.6)**. Ao longo da barra do implante, estão planeados três encaixes roscados de baixo perfil e duas esferas **(Fig. 8.5 F)**. Uma estrutura de liga de cobalto-crómio é então desenhada diretamente no projeto de barra de titânio CAD/CAM **(Fig. 8.7)** de acordo com a configuração dentária existente. Os desenhos da barra virtual e da estrutura de superestrutura são transmitidos ao centro de produção, onde uma barra de titânio de peça única é fresada a partir de um bloco sólido homogéneo de liga de titânio medicinal (Ti6A14V), enquanto a estrutura de superestrutura de cobalto-crómio e de encaixe por fricção é fundida a laser **(Fig. 8.8)**. Materiais mais recentes como o PEEK também podem ser utilizados para o fabrico da estrutura.

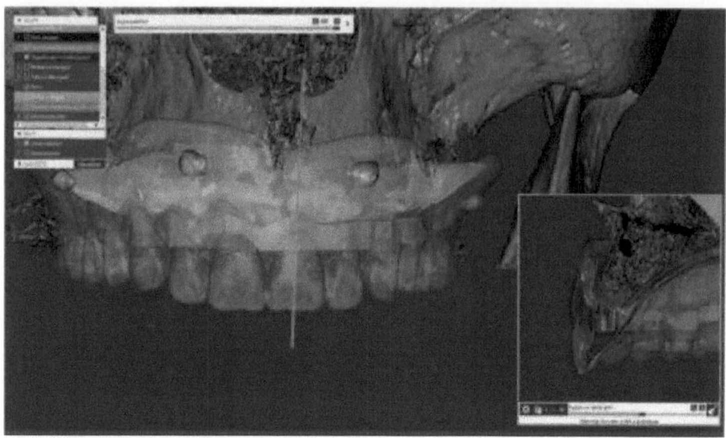

Figura 8.7 CAD da estrutura da superestrutura.

Terceira consulta clínica

O ajuste da barra do implante e da estrutura da superestrutura deve ser testado clínica e radiograficamente na boca do paciente, de acordo com os critérios estabelecidos **(Fig. 8.8)**. Deve ser efectuado um registo interoclusal em relação cêntrica. Os modelos mestre podem ser fabricados com réplicas de implantes especialmente concebidas e montados num articulador totalmente ajustável **(Fig. 8.9)**. A programação do articulador é efectuada utilizando várias definições (por exemplo, inclinação condilar, ângulo de Bennett, deslocamento lateral imediato e ângulo de deslocamento). Finalmente, a sobredentadura é terminada utilizando um índice de silicone derivado da prótese dentária completa removível existente como referência dentária, e os bordos são selados para minimizar a impactação de alimentos e a fuga de saliva ou ar.

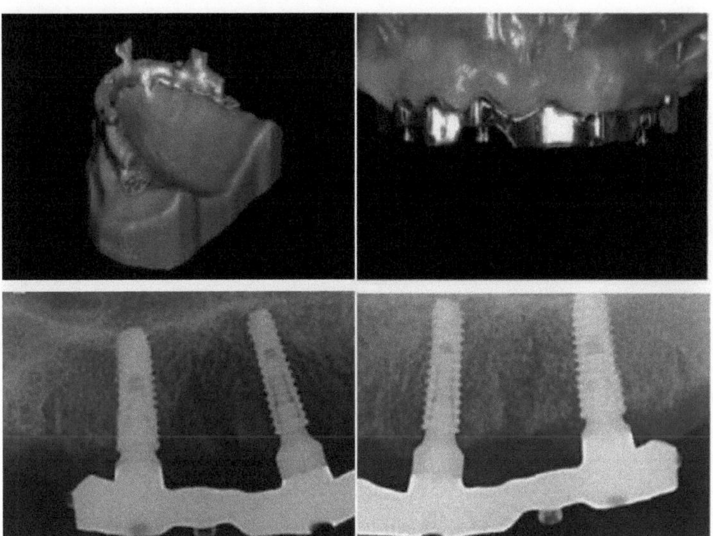

Figura 8.8 Estrutura da superestrutura e prova intra-oral da barra de titânio CAD/CAM. As radiografias periapicais mostram o ajuste perfeito entre a barra de titânio CAD/CAM e os implantes.

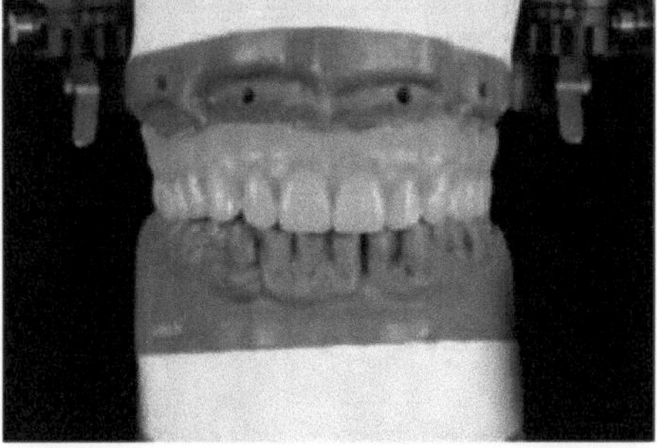

Figura 8.9 Sobredentadura de implante montada no articulador totalmente ajustável.

Quarta nomeação clínica

A barra de titânio é então aparafusada ao nível do pilar de acordo com as instruções do fabricante e a sobredentadura de implante é entregue 6 semanas após a primeira consulta **(Fig. 8.10).** É seguido o programa padrão de recolha de implantes para o doente. A manutenção da higiene oral é verificada e as radiografias são tiradas logo após a entrega da prótese final .[37]

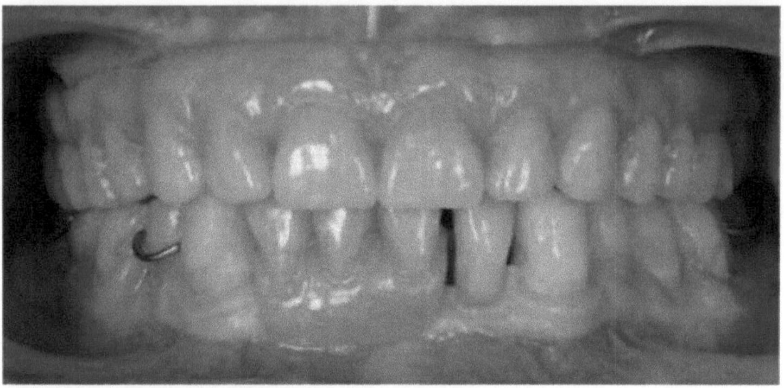

Figura 8.10 Sobredentadura de implante na boca do paciente.

PRÓTESE IMPLANTO-SUPORTADA MANDIBULAR

Os implantes podem ser utilizados para fabricar próteses completas para a arcada mandibular, que podem ser CD fixas ou sobredentaduras suportadas por implantes.

CD fixo mandibular

Os dados digitais previamente adquiridos e armazenados para o planeamento cirúrgico dos implantes podem ser utilizados para a fase definitiva do tratamento do paciente[14] . Na preparação para a moldagem da prótese mandibular definitiva, pode ser fabricado um Dispositivo de Registo de Implantes AvaDent (AIRD) **(Fig. 8.11 A).** Trata-se de uma moldeira personalizada que é um duplicado fresado em CAD/CAM da prótese provisória mandibular previamente fabricada, criada para incluir dentes com a mesma morfologia da base da prótese que podem servir como moldeira personalizada. Além disso, pode ser fabricado um gabarito de verificação AvaDent (AVJ) **(Fig. 8.11 B)** para os profissionais que pretendam ligar coifas de impressão e verificar a exatidão da ligação utilizando um procedimento como o teste de um parafuso .[14]

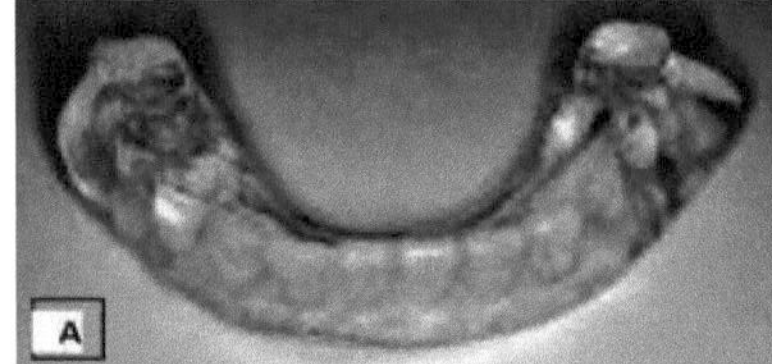

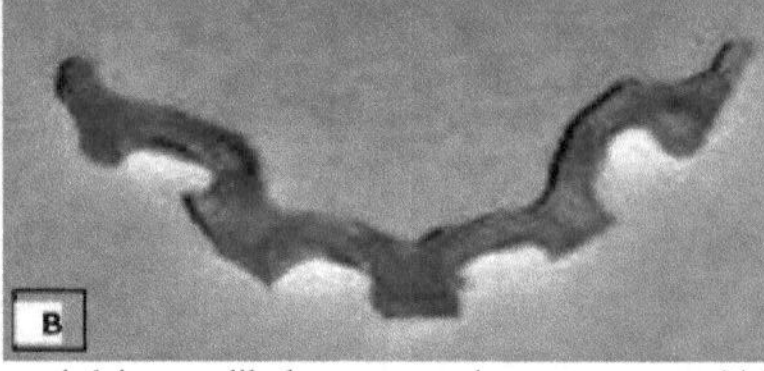

Figura 8.11 A. A AIRD é feita duplicando a prótese provisória mandibular para servir como uma moldeira personalizada. As porções distais que cobrem as almofadas retromolares são seccionadas para facilitar a colocação intra-oral. B. O gabarito de verificação é fresado a partir de resina acrílica pré-polimerizada para encaixar à volta das coifas provisórias.

Na consulta de moldagem clínica, o CD fixo provisório mandibular é removido depois de se abrirem os orifícios de acesso e de se desapertarem os parafusos protéticos. As coifas provisórias são colocadas e apertadas com um torque de 10 Ncm nos pilares de várias unidades **(Fig. 8.12 A).** A JVA é fresada a partir de resina acrílica pré-polimerizada para otimizar a estabilidade dimensional e é feita para encaixar sob as coifas provisórias. A JVA é posicionada verticalmente com um espaço de 2 a 3 mm entre a superfície inferior do gabarito e a mucosa e fixada às coifas através da seringa de resina composta fluida entre o gabarito e as coifas em incrementos, com cada incremento polimerizado à luz antes de adicionar o incremento seguinte **(Fig. 8.12 B & C)**[14] . Pode ter uma abertura oclusal na porção da base da prótese da bandeja que é suficientemente grande para caber sobre e à volta do gabarito de verificação, ligado às coifas **(Fig. 8.12 D).**

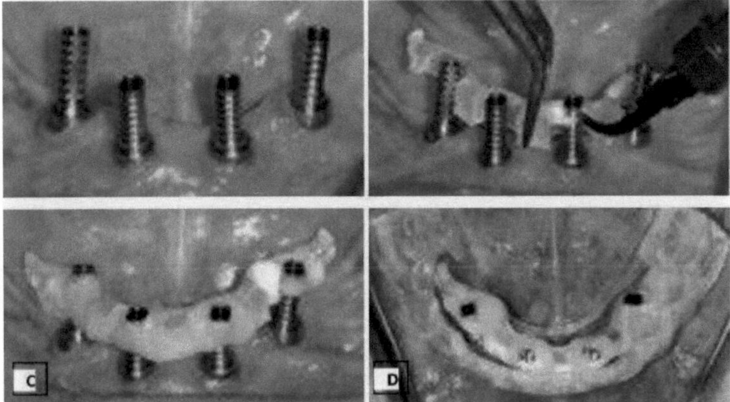

Figura 8.12 A. As coifas provisórias são fixadas aos pilares dos implantes. **B.** Gabarito de verificação mantido acima da mucosa e em contacto com as coifas provisórias. A resina composta fluida está a ser aplicada entre a coifa e a coifa. C. Foi utilizada resina composta fluida para fixar o gabarito de verificação às coifas. O último incremento de resina acrílica parece mais branco do que os restantes, porque ainda não foi polimerizado. D. O dispositivo de registo do implante foi ajustado de forma a encaixar sobre a coifa de verificação fixada e a encaixar na crista edêntula.

Os dentes da prótese presentes na moldeira permitem que esta seja orientada em relação aos dentes da prótese provisória maxilar utilizando a intercuspidação oclusal, que é confirmada antes de efetuar a impressão final pedindo ao doente para fechar a boca. A presença de dentes também assegura a obtenção de um registo interoclusal preciso entre a AIRD e a prótese provisória maxilar oposta [14]

Se os tubos longos das coifas provisórias impedirem o fecho em oclusão, podem ser encurtados para permitir o fecho oclusal completo. A AIRD é revestida com adesivo de moldagem e o material de moldagem PVS de média viscosidade é carregado (Fig. **8.13).** Na presença de uma abertura oclusal, é colocada uma folha de cera antes de carregar a moldeira. O material de impressão PVS de corpo leve é expresso à volta das coifas ligadas e por baixo da AVJ para registar a morfologia do tecido mole **(Fig. 8.13).** O AIRD é então assente sobre a AVJ ligada e as coifas de impressão. A cera que cobre a abertura oclusal é removida e pode ser utilizado um cotonete para remover o excesso de material de moldagem e expor o aspeto oclusal das coifas para que os respectivos parafusos possam ser localizados após a polimerização do material de moldagem **(Fig. 8.14 A).**

A orientação da AIRD é confirmada fazendo com que o paciente feche em contacto oclusal com a prótese provisória maxilar existente **(Fig. 8.14 B).** Depois de o material de moldagem estar polimerizado, os parafusos da coifa são desapertados e a moldagem é removida. A impressão registada deve incluir as posições dos implantes e uma parte da crista edêntula, enquanto contém a AVJ com coifas provisórias ligadas **(Fig. 8.14 C).** O excesso de material de moldagem, se presente, deve ser removido com um bisturi **(Fig. 8.14 D),** e a moldagem é recolocada e fixada com dois parafusos devidamente espaçados .[14]

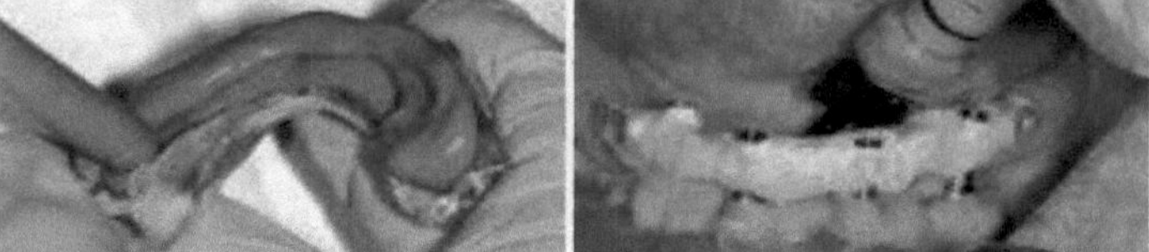

Figura 8.13 O PVS de média viscosidade é aplicado no IRD e o PVS de corpo ligeiro é aplicado à volta das coifas e sobre a mucosa.

Registos de relações de mandíbulas

É feito um registo interoclusal entre a AIRD e a prótese provisória maxilar **(Fig. 8.15 A).** A prótese de conversão é substituída, os parafusos são apertados e os orifícios de acesso são selados utilizando o material de escolha do médico.

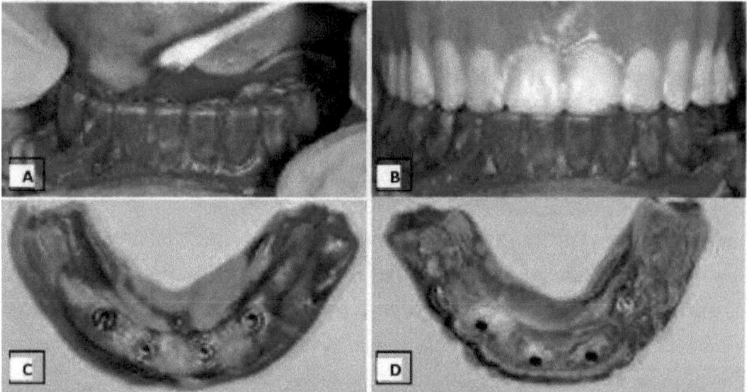

Figura 8.14 A. O excesso de material de moldagem que cobre a parte superior das coifas é removido com uma ponta **Q. B.** IRD orientado utilizando interdigitação oclusal com prótese provisória maxilar. **C.** Vista em entalhe da impressão definitiva do implante mandibular. **D.** É utilizado **um** bisturi para remover o excesso de material de impressão que cobria os bordos incisais e as superfícies oclusais dos dentes.

Fase de laboratório

A impressão final feita com o AIRD é enviada para o laboratório juntamente com o registo interoclusal feito para o fabrico do CD maxilar definitivo e do CD fixo mandibular. Os dados digitais anteriores permitem o fabrico fácil de um novo CD maxilar definitivo que é idêntico na morfologia de base e nas posições dos dentes ao CD maxilar provisório. As posições digitais dos dentes e os dados da forma da base presentes na prótese de conversão são utilizados para o CD definitivo fixo ao implante mandibular. Os dados da posição do implante a partir da impressão devem ser utilizados para desenhar uma barra que ligue os implantes e inclua extensões distais para suportar as porções posteriores em cantilever da prótese. A barra pode ser fabricada com titânio ou material PEEK. O CD maxilar definitivo e o CD fixo mandibular são fresados com a barra de titânio incorporada na base de resina acrílica do CD mandibular. A barra é incorporada na prótese fazendo primeiro um CD mandibular fresado com um recesso que acomoda a barra de metal **(Fig. 8.16 B).** É depois orientada para o recesso utilizando um processo patenteado que orienta com precisão a barra relativamente às superfícies oclusais dos dentes presentes na prótese. Finalmente, a barra é envolvida na base da prótese usando a mesma resina acrílica de alta densidade usada para fresar a prótese, após o que o excesso de resina acrílica da base deve ser removido para produzir o CD fixo definitivo.

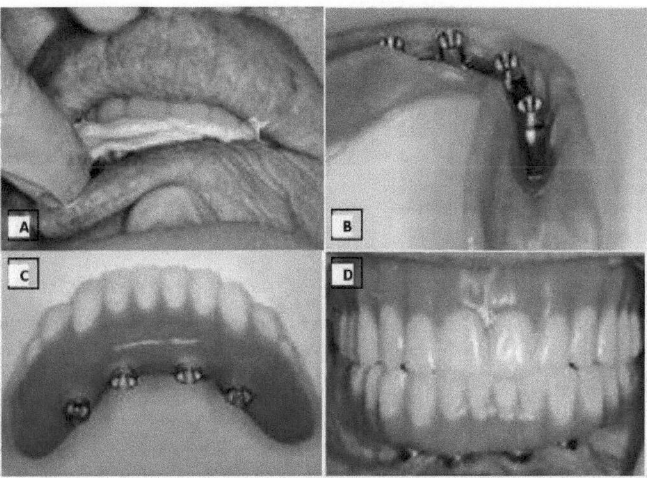

Figura 8.15 A. O IRD é ressecado e fixado aos implantes para que o registo interoclusal possa ser feito com a prótese total provisória maxilar. B. DRCD mandibular fresado com recesso para a barra fresada em titânio. Barra posicionada no recesso. C. Parte inferior do CD fixo ao implante mandibular, mostrando a barra de titânio envolta numa base de resina acrílica.
D. Vista frontal das próteses em oclusão.

INSERÇÃO

Antes da colocação das próteses definitivas, a prótese provisória fixa de conversão é removida e as próteses definitivas são colocadas **(Fig. 8.15 C & D).** Os parafusos da prótese são apertados com o valor recomendado. A adaptação final da prótese maxilar à mucosa é completada utilizando uma pasta indicadora de pressão, a oclusão é refinada, a estética é verificada e os orifícios de acesso são selados com resina acrílica. O doente deve ser informado sobre a manutenção da higiene e deve ser-lhe demonstrado o protocolo para manter e limpar a prótese utilizando escovas adequadas que possam aceder adequadamente às superfícies do entalhe e do camafeu, bem como limpar à volta dos pilares. Deve ser estabelecido um protocolo de manutenção que inclua avaliações periódicas e profilaxia oral .[14]

SOBREDENTADURA SUPORTADA POR IMPLANTES

Esta técnica demonstra um fluxo de trabalho digital para fabricar sobredentaduras utilizando informações de próteses existentes[70] . Os passos envolvidos são apresentados em pormenor a seguir.

TÉCNICA

1. Efetuar imagens de CBCT após aplicar resina composta radiopaca e fluida na mucosa mandibular imóvel. Com a resina composta colocada, efetuar um molde utilizando a prótese mandibular existente **(Fig. 8.16 A).** Com um scanner intra-oral, digitalizar a superfície do tecido revestido com o material de moldagem e a superfície vestibular da prótese mandibular **(Fig. 8.16 B).** Além disso, digitalizar a prótese maxilar oposta e obter um registo oclusal virtual digitalizando as superfícies labiais das próteses mandibular e maxilar .[70]

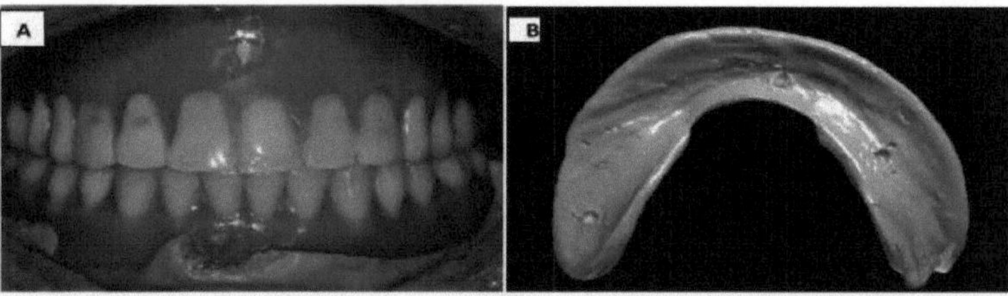

Figura 8.16 A. Impressão mandibular obtida em oclusão. **B.** Marca de resina registada e prótese mandibular digitalizada.

2. Remova a porção labial e inverta os dados da digitalização da prótese mandibular utilizando o software de edição de ficheiros (Shape Designer) para obter a superfície do tecido mandibular. Fundir a imagem da superfície do tecido mandibular e os dados da CBCT utilizando o software de planeamento de implantes virtuais (Implant Studio) **(Fig. 8.17 A).** Localizar virtualmente a posição dos 2 implantes abaixo dos dentes anteriores e planear a sua colocação para garantir uma altura igual do implante. Utilizando a função de implantes de grupo no software de planeamento de implantes, as orientações dos 2 implantes são definidas para serem paralelas entre si e perpendiculares ao plano oclusal **(Fig. 8.17 B).** Após o planeamento do implante, gerar e imprimir a férula cirúrgica utilizando uma impressora 3D **(Fig. 8.18 A).**

3. Importar os dados de digitalização editados da mandíbula e do maxilar para o software de planeamento de próteses para desenhar um único CD mandibular digital **(Fig. 8.18 B).** Conceber a prótese com o software de planeamento de próteses e combinar a base da prótese e os dentes utilizando o software de edição de ficheiros.

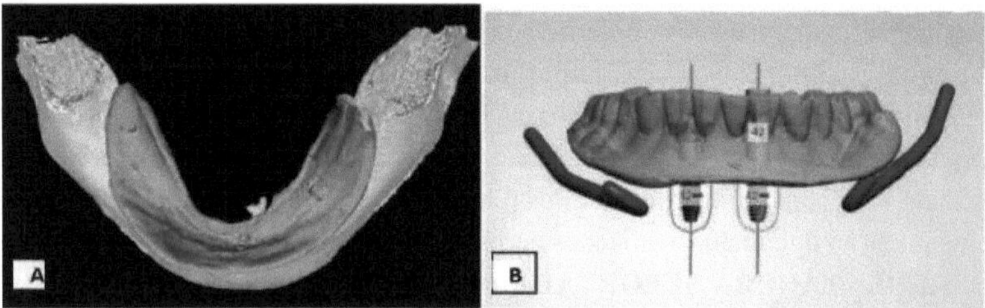

Figura 8.17 A. Fusão de imagem STL e dados de tomografia computorizada de feixe cónico. **B.** Planeamento cirúrgico do implante em relação às posições dos dentes da prótese mandibular digitalizada.

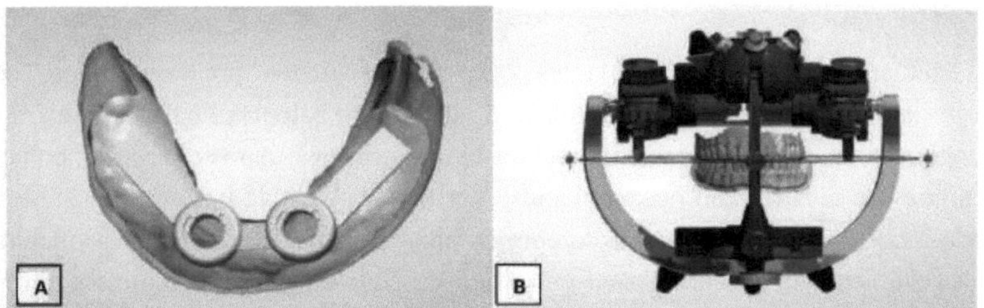

Figura 8.18 A. Modelo de cirurgia de implante. B. Desenho da prótese completa mandibular com a OVD existente.

4. Obtenha o ficheiro STL com a posição do implante virtual do software de planeamento de implantes e importe-o para o software de planeamento de próteses para desenhar o pilar do implante virtual. Conceba o pilar como um cilindro de 6x5 mm, tendo em conta o tamanho do pilar de cicatrização pós-operatório, a fixação e o erro da cirurgia do implante **(Fig. 8.19 A).**

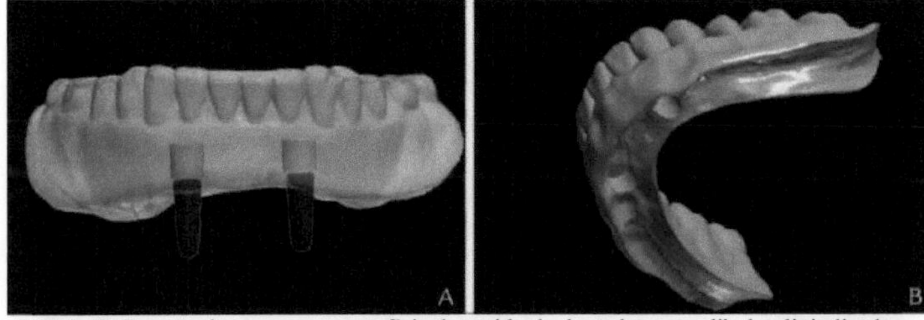

Figura 8.19 A, B Geração de espaço na superfície do tecido da dentadura mandibular digitalizada.

5. Os dados STL do pilar e a prótese mandibular digital desenhada são carregados para o software de edição de ficheiros. Utilize a função booleana para gerar espaço na superfície do tecido da prótese mandibular digitalizada para acomodar os pilares de cicatrização e as tampas macho da sobredentadura **(Fig. 8.19B).** Transferir o ficheiro STL editado da prótese digital para a aplicação de software da impressora 3D e imprimir a prótese de 1 peça utilizando uma resina de impressora A3. A prótese também pode ser fresada utilizando a tecnologia CAD/CAM. Depois de a prótese ser impressa ou fresada, aplique tecido

resina composta colorida na área gengival da dentadura **(Fig. 8.20).**

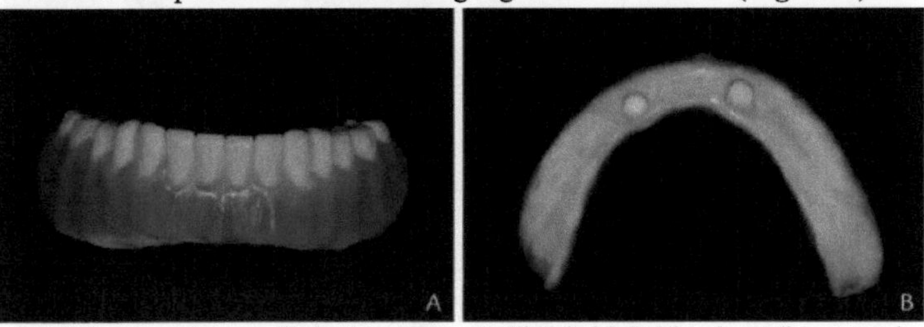

Figura 8.20 Prótese completa mandibular de uma peça. A, Vista facial. B, Vista de entalhe mostrando o espaço para a tampa macho com a peça macho.

6. Efetuar a cirurgia de implantes sem retalho guiada por computador sob anestesia local. Controle a profundidade do local com batentes de broca e insira os 2 implantes no osso alveolar utilizando a férula cirúrgica. Após a cirurgia, colocar os pilares de cicatrização nos implantes. Verifique a base da prótese e ajuste-a de modo a que não esteja em contacto com os pilares de cicatrização. Injetar material de revestimento macio no espaço cilíndrico da base da prótese e voltar a alinhar utilizando a técnica de boca fechada.

7. Três meses após a cirurgia, remover o material de revestimento macio da base da prótese. Fixar o encaixe no implante **(Fig. 8.21).** Colocar as tampas macho resilientes de plástico com a caixa metálica em cada encaixe. Avalie a prótese para verificar se as tampas macho não estão em contacto com a prótese.

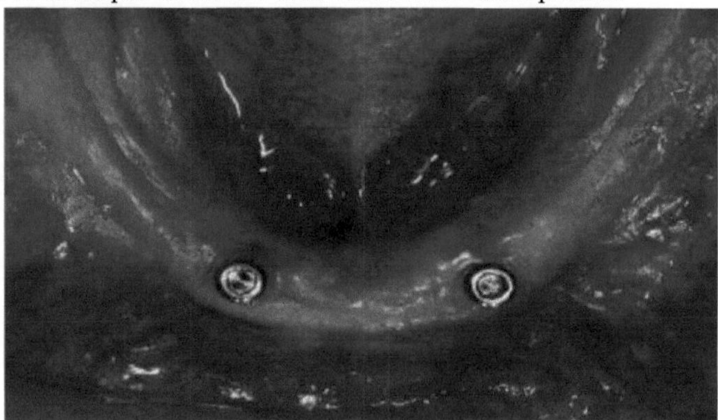

Figura 8.21 Fixação LOCATOR em implantes.

8. Utilize uma resina modelada para pegar na prótese. Colocar a resina padrão nas áreas de relevo da dentadura e assentar a dentadura sobre as capas macho e tecido. Instruir o doente para ocluir e manter a posição até a resina polimerizar **(Fig. 8.22).** A sobredentadura manibular final projectada e fabricada digitalmente **(Fig. 8.22).**

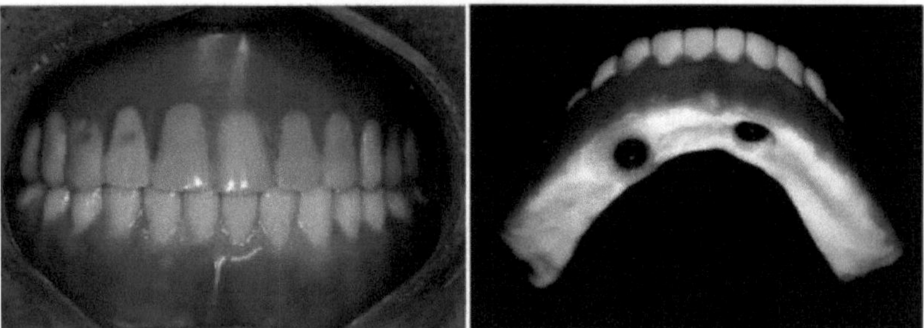

Figura 8.22 Paciente ocluindo e mantendo a posição enquanto a resina acrílica polimeriza e a sobredentadura mandibular definitiva.

Avanços na digitalização

O conceito técnico de integração de digitalização facial com modelos digitais de gesso foi introduzido pela primeira vez por Rangel *et al, que* utilizaram um indivíduo saudável com dentição intacta para demonstrar esta configuração digital para fins ortodônticos[38] . A técnica apresentada descreve um procedimento para fundir e alinhar digitalizações intra-orais de arcadas edêntulas, digitalizações periorais do nariz e da boca, e digitalizações faciais para incorporar todos os dados num paciente digital e utilizá-los para otimizar a disposição individual dos dentes durante o desenho de uma prótese digital .[76]

TÉCNICA

1. Efetuar digitalizações intra-orais das arcadas edêntulas maxilar e mandibular utilizando um scanner intra-oral.

2. Conceber e imprimir em 3D as placas de base para o fabrico de aros de oclusão. Utilize o fluxo de trabalho para moldes de impressão individuais no software 3Shape Dental System (3Shape A/S) e defina o espaço para o material como zero, de modo a que as placas de base fiquem completamente adaptadas à mucosa. Transfira os ficheiros STL das placas de base concebidas para a aplicação de software da impressora 3D e imprima-as com material de 0,15 mm de espessura. Adicionar cera às placas de base para os rebordos de oclusão definitivos.

3.

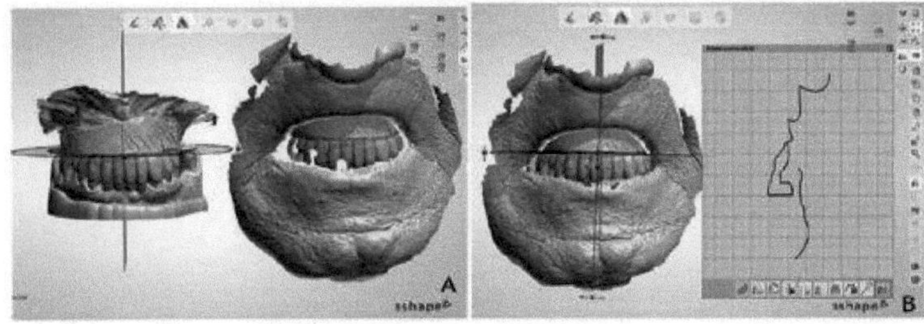

Figura 8.23. A. Digitalização da área perioral alinhada com a digitalização do rebordo de oclusão. A, Antes do alinhamento. **B,** Após o alinhamento: a secção transversal mostra a precisão da sobreposição da digitalização.

4. Efetuar o registo da relação mandibular. Registar o VD, o plano oclusal, o apoio labial, o maxilar
comprimento dos incisivos e linha média. Obter um registo CR, avaliando uma posição repetível, e registá-la nos aros de oclusão. Digitalizar os aros de oclusão. Pode ser efectuada
quer intra-oralmente, quer extra-oralmente.

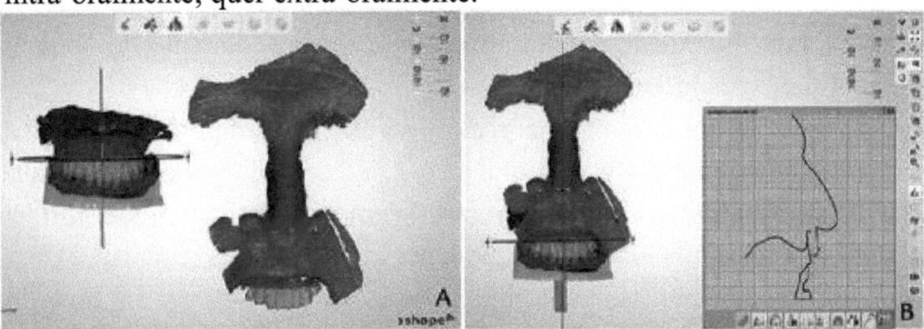

Figura 8.24. Digitalização do nariz e da parte inferior da testa alinhada com a digitalização do rebordo de oclusão. A, Antes do alinhamento. B, Após o alinhamento: a secção transversal mostra a precisão da sobreposição da digitalização.

5. A área perioral e o nariz podem ser digitalizados utilizando um scanner intra-oral. Com os rebordos de oclusão no lugar e enquanto o doente está a sorrir, captar a área perioral (rebordos de oclusão juntamente com os tecidos extra-orais à volta dos lábios, incluindo a ponta do nariz e o queixo) e o nariz (rebordos de oclusão juntamente com o lábio superior, o nariz e a parte inferior da testa). Processar e exportar a digitalização da área perioral **(Fig. 8.23)** e a digitalização do nariz **(Fig. 8.24)** utilizando o software de digitalização empregue. Uma cópia da digitalização do nariz pode ser utilizada no software TRIOS para eliminar os rebordos de oclusão e obter uma digitalização que inclua apenas os tecidos periorais.

6. Examinar o rosto com os aros de oclusão colocados na boca e enquanto o doente está a sorrir. Utilizar um telemóvel ou uma câmara digital para este fim. Processar e exportar a digitalização do rosto. Uma cópia da digitalização do rosto pode ser utilizada num programa de software para editar malhas triangulares 3D para eliminar os aros de oclusão da digitalização
e obter um orifício delineado pelos bordos dos lábios **(Fig. 8.25 A).**

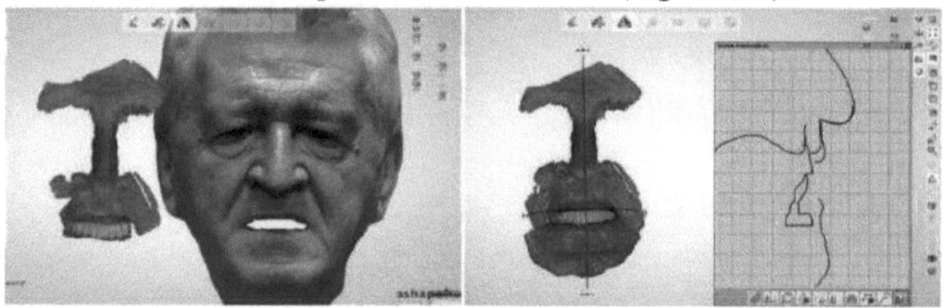

Figura 8.25 A. Digitalização da face a ser alinhada com a digitalização do nariz e da parte inferior da testa. B. Digitalizações do rebordo de oclusão, área perioral e nariz alinhadas. A secção transversal mostra a precisão da sobreposição de digitalizações.

7. As digitalizações são então alinhadas e uma prótese é então projectada. Crie uma ordem ("ordem" é como o processo de desenho é referido no software 3Shape Dental System) para o desenho da prótese e importe as digitalizações intra-orais das arcadas edêntulas e a digitalização dos aros de oclusão. Se as arestas de oclusão foram digitalizadas extra-oralmente, alinhar as digitalizações intra-orais com a digitalização das arestas de oclusão utilizando a função "align to bite" (considerando a digitalização das arestas de oclusão como mordida); se as arestas de oclusão foram digitalizadas intra-oralmente e o procedimento de alinhamento automático foi efectuado, omitir este passo.

8. Em qualquer altura durante o processo de desenho, importe para o fluxo de trabalho a digitalização da área perioral, a digitalização do nariz e a digitalização do rosto (tanto os originais como as versões com os aros de oclusão eliminados) como digitalizações adicionais que podem ser alinhadas. Utilizar a seguinte sequência de alinhamento: alinhar a digitalização da área perioral e a digitalização do nariz com a digitalização dos aros de oclusão **(Figs. 8.23A, 8.24A).** O exame do nariz pode ser alternativamente alinhado com o exame da área perioral, se a superfície dos rebordos de oclusão exposta durante o sorriso for pequena, porque o lábio superior e a ponta do nariz podem ajudar a obter um alinhamento adequado **(Fig.**

9. 25 B); em seguida, alinhar a digitalização da face com a digitalização do nariz **(Figs. 8.25 A, 8.26A).** Cada digitalização com os rebordos de oclusão eliminados pode ser alinhada com a sua cópia original correspondente.

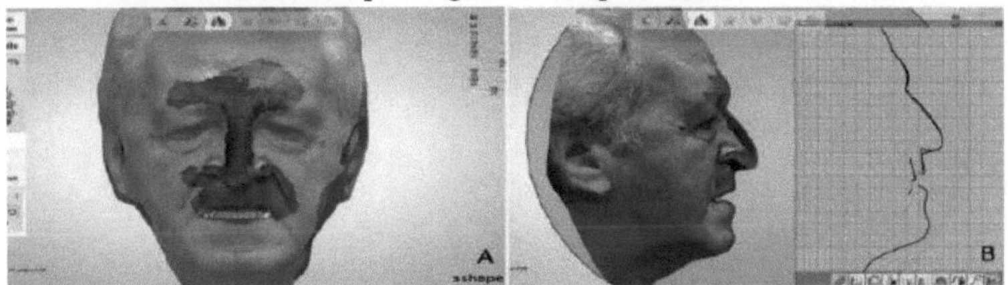

Figura 8.26. Digitalização do rosto alinhada com a digitalização do nariz e da parte inferior da testa. **A,** A transparência da digitalização do rosto mostra a correspondência entre as partes sobrepostas. B, Após o alinhamento: a secção transversal mostra a precisão da sobreposição da digitalização.

10. Avalie o alinhamento adequado entre as leituras através de secções transversais **(Figs. 8.23B, 8.24B, 8.25B, 8.26B).** Utilizar as leituras alinhadas para otimizar a disposição dos dentes **(Fig. 8.27).**

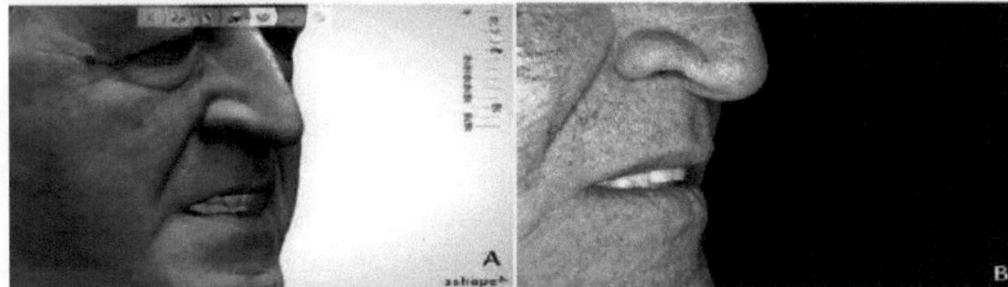

Figura 8.27. A, Disposição dos dentes durante a conceção da prótese guiada por digitalização da face. **B,** Prótese definitiva.

SISTEMA UPCERA

Na Índia, a Upcera introduziu recentemente vários avanços significativos na sua linha de produtos. Isto inclui avanços em máquinas de fresagem com processamento a seco, processamento a húmido, fornos de sinterização e scanners. As opções para o processamento a seco são A41, A51, A52, A53 e A52W. Para o processamento húmido, as opções incluem B42, B52, D41 e C41. Além disso, a gama de fornos de sinterização inclui GT1, Cl e A7+.

MÁQUINAS DE MOAGEM PARA PROCESSAMENTO A SECO:

A41 - Fresadora a seco de 4 eixos:

- Interface simples e fácil de utilizar
- Resultados de alta qualidade a um custo razoável.

Máquina de fresagem a seco de eixo A51-5:

- Elevada estabilidade e precisão

- Peças mecânicas e eléctricas de primeira qualidade
- Proteção contra desligamento e baixa pressão de ar

Máquina de fresagem a seco de eixo A52-5:

- Troca automática de ferramentas
- Ferramentas de deteção central até um ângulo amplo de 90° para corte do lado bucal
- Tem 2 variantes, ou seja, A52 e A52W (moagem húmida) **(Fig. 8.28a)**

A53 - Fresadora com trocador de discos de 5 eixos **(Fig. 8.28** b):

- Monitorização em tempo real
- Alto desempenho para a fundição de produtos aeroespaciais, alumínio e ligas
- Proteção contra baixa pressão de ar

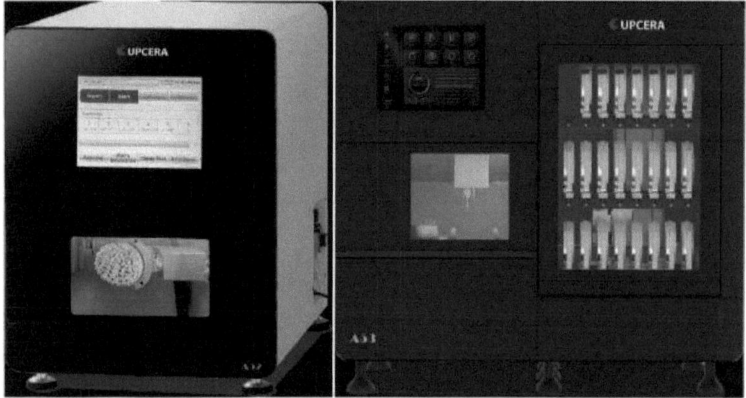

Figura: 8.28a: Fresadora Upcera A52W e **(b)** A53- Fresadora com troca automática de discos de cinco eixos.

MÁQUINA DE MOAGEM DE PROCESSAMENTO HÚMIDO

B52: uma máquina de fresagem de barras e pontes aparafusadas com um ecrã tátil de 12 polegadas, com uma interface de utilizador fácil de utilizar e elevada estabilidade. Possui uma estrutura de aço fundido de uma só peça que assegura o mais alto nível de estabilidade, um eixo de alto desempenho com um trocador automático de ferramentas, peças mecânicas e eléctricas de primeira classe e um módulo de proteção que protege contra falhas de energia e baixa pressão de ar.

D41: uma máquina de fresagem de estruturas dentárias em titânio com um ecrã tátil de 15 polegadas que é precisa para a maquinação de eixos, especialmente concebida para fresar barras para cortes inferiores. Também possui uma estrutura de aço fundido de uma só peça e proporciona o mais alto nível de estabilidade, juntamente com proteção contra baixa pressão de ar.

SCANNER

S6000 - Scanner intra-oral (Fig: 8.29)

Este tipo de scanner aplica-se a vários procedimentos dentários, incluindo restaurações, implantes e aparelhos ortodônticos. A função de digitalização cromática permite uma digitalização a cores precisa, reflectindo a verdadeira condição dentária. Na minha opinião profissional, a câmara intra-oral em tempo real capta imagens durante a digitalização, facilitando a comunicação eficaz entre o operador e os pacientes.

U5 - Scanner de cor e textura verdadeiras sem ângulos mortos, permitindo a digitalização única de um implante de arcada completa.

P2+ - Scanner intra-oral 3D.

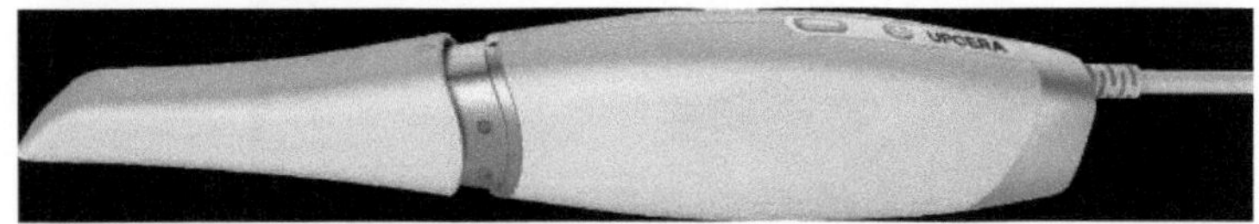

Figura: 8.29 : Scanner intra-oral Upcera S6000.

U5 ProH - Scanner de laboratório **(Fig: 8.30)**

Troca gratuita

Um botão para adicionar digitalização, de forma precisa e correta, sem necessidade de procurar os orifícios e os ângulos de digitalização. 360 graus sem digitalização de ângulo cego, área de captura super grande para digitalizar o espaço estreito para os modelos de ortodontia, folheado e modelos não segmentados, etc.

Utilizando câmaras duplas de 3 megapixéis de alta definição, com uma tecnologia de captação de imagem muito mais nítida, algoritmo de software recentemente atualizado, velocidade de digitalização mais rápida e melhor pós-processamento.

Câmaras duplas de 3 megapixéis de alta definição, 360 graus

Um botão para mudar para o grau sem necessidade de varrimento de ângulo cego, sem

o limite dos processos de digitalização tradicionais.

Aplicável a restaurações múltiplas

Especialista em digitalização tudo-em-um para laboratórios dentários

Suporta a digitalização de facetas, impressões, modelos ortodônticos, RPD, modelos não segmentados, implantes, etc.

1. Importar e exportar livremente o ficheiro STL.
2. Formato de saída: STL, UM, PLY, OBJ.
3. Integra-se perfeitamente em software de desenho de terceiros, como exocad, 3shape, dentalwings, etc.

Obter o seguimento de movimentos do thejaws de uma forma mais simples e rápida.

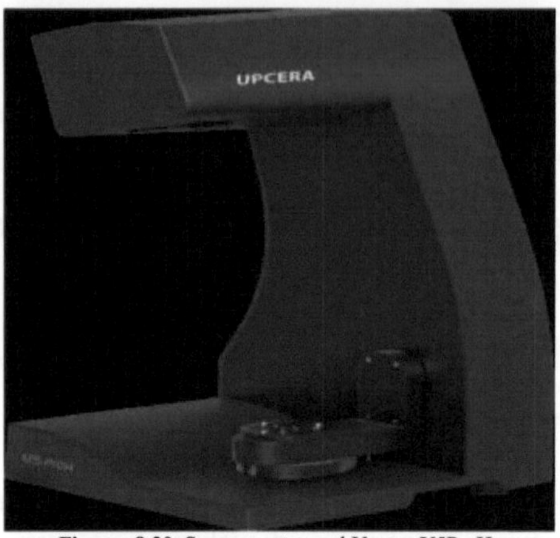

Figura: 8.30: Scanner extra-oral Upcera U5ProH.

Os sistemas Upcera oferecem uma vasta gama de variantes que estão disponíveis para aplicação digital. Para além dos scanners e das máquinas de fresagem, também fornece uma gama completa de materiais para fresagem, incluindo cera, zircónio, cerâmica, PMMA e outros. O conjunto completo de fresadoras e a sua aplicação estão resumidos abaixo **(Fig. 8.31).**

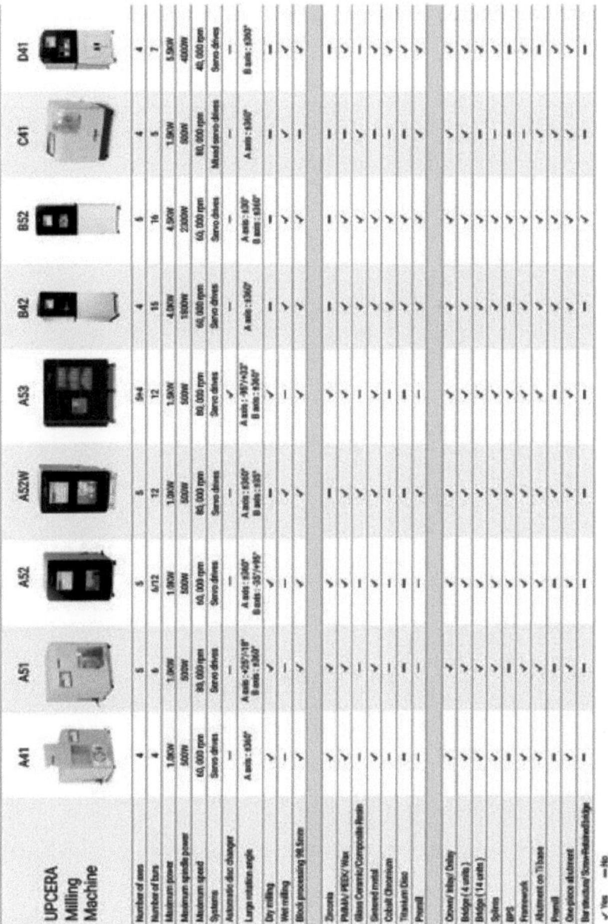

UPCERA Milling Machine	A41	A51	A52	A52W	A53	B42	B52	C41	D41
Number of axes	4	5	5	5	5+4	4	5	4	4
Number of burs	4	6	6/12	12	12	15	16	5	7
Maximum power	1.9KW	1.9KW	1.9KW	1.9KW	1.9KW	4.0KW	4.5KW	1.9KW	5.5KW
Maximum spindle power	500W	500W	500W	500W	500W	1800W	2300W	800W	4000W
Maximum speed	60,000 rpm	80,000 rpm	60,000 rpm	80,000 rpm	80,000 rpm	60,000 rpm	60,000 rpm	80,000 rpm	40,000 rpm
Systems	Servo drives	Servo drives	Servo drives	Servo drives	Servo drives	Servo drives	Servo drives	Mixed servo drives	Servo drives
Automatic disc changer	—	—	—	—	✓	—	—	—	—
Large rotation angle	A axis : ±360°	A axis : +25°/-18° B axis : ±360°	A axis : ±360° B axis : -35°/+95°	A axis : ±360° B axis : ±35°	A axis : -95°/+33° B axis : ±360°	A axis : ±360°	A axis : ±30° B axis : ±360°	A axis : ±360°	B axis : ±360°
Dry milling	✓	✓	✓	—	✓	—	—	—	—
Wet milling	—	—	—	✓	—	✓	✓	✓	✓
Block processing 98.5mm	✓	✓	✓	✓	✓	✓	✓	—	✓
Zirconia	✓	✓	✓	—	✓	—	—	—	—
PMMA/ PEEK/ Wax	✓	✓	✓	✓	✓	✓	✓	—	✓
Glass Ceramic/Composite Resin	—	—	—	✓	—	✓	✓	✓	—
Sintered metal	✓	✓	✓	✓	✓	✓	✓	—	✓
Cobalt Chromium	—	—	—	—	—	✓	✓	—	✓
Titanium Disc	—	—	—	—	—	✓	✓	—	✓
Premill	—	—	—	✓	—	✓	✓	✓	✓
Crown/ Inlay/ Onlay	✓	✓	✓	✓	✓	✓	✓	✓	✓
Bridge (4 units)	✓	✓	✓	✓	✓	✓	✓	✓	✓
Bridge (14 units)	✓	✓	✓	✓	✓	✓	✓	—	✓
Splint	✓	✓	✓	✓	✓	✓	✓	—	✓
IPS	—	—	✓	✓	✓	—	✓	—	—
Framework	✓	✓	✓	✓	✓	✓	✓	—	✓
Abutment on Ti base	✓	✓	✓	✓	✓	✓	✓	✓	—
Premill	—	—	—	✓	—	✓	✓	✓	✓
One-piece abutment	✓	✓	✓	✓	✓	✓	✓	✓	✓
Bar structure/ Screw-Retained Bridge	—	—	—	—	—	—	✓	—	—

✓ Yes — No

Figura: 8.3: Resumo das fresadoras Upcera.

DISCUSSÃO:

O aumento do desenvolvimento tecnológico e da ciência dos materiais na medicina dentária está a aumentar a cada dia que passa. Este facto pode ser testemunhado na investigação e nos avanços observados também no campo da prótese dentária. A introdução de digitalizações faciais e a sua aplicação substitui o doente real por um virtual, o que diminui o número de visitas do doente e aumenta o sucesso da terapia e a satisfação do doente. As sobredentaduras CADCAM estão a ganhar aceitação com o aumento da procura de terapia de restauração fixa entre os pacientes desdentados. O PEEK está a ser desenvolvido e investigado para substituir a estrutura metálica em próteses completas suportadas por implantes. Os estudos clínicos e os relatos de casos que introduzem novas técnicas e materiais são uma esperança para um futuro promissor e avançado na reabilitação de pacientes completamente desdentados com próteses completas CADCAM.

9. RESUMO

A integração da tecnologia CAD/CAM no desenho e fabrico de próteses completas ajuda a melhorar a consistência dos CDs e melhora o ajuste quando a base é fresada a partir de resina pré-polimerizada[20,23]. A prótese pode ser desenhada de acordo com as especificações do dentista e as bases podem ser fabricadas com várias caraterísticas anatómicas, incluindo pontilhado, rugas, espessura da base real e bordos da prótese. Também pode ser solicitada uma avaliação em cera. Estão disponíveis várias tonalidades de resinas acrílicas para o fabrico das bases, e são utilizados dentes de resina acrílica fabricados[10]. Podem ser fabricadas próteses completas, próteses imediatas e próteses sobre implantes com este sistema[10,47].
As actuais inovações e desenvolvimentos na tecnologia dentária permitem o fabrico de próteses de remoção utilizando tecnologias CAD/CAM do início ao fim, diminuindo assim o tempo de trabalho e de cadeira para os pacientes e dentistas e proporcionando resultados funcionais e estéticos superiores ou satisfatórios[17]. Uma seleção cuidadosa dos pacientes melhora os resultados com CECDs[33]. Embora esta técnica tenha demonstrado a capacidade de digitalizar intra-oralmente a morfologia da mucosa maxilar e mandibular, o processo tem sensibilidade técnica. Por exemplo, a presença de uma quantidade mínima de mucosa aderida pode afetar negativamente a capacidade do scanner para unir as superfícies, uma vez que o movimento do tecido mole ocorrerá durante a digitalização, dificultando a obtenção de uma digitalização completa numa única passagem da ponta do scanner sobre a mucosa. Para otimizar o potencial de obtenção de um exame completo das arcadas edêntulas, é importante que o scanner seja capaz de unir uma série de imagens múltiplas; por conseguinte, foram sugeridas vias de exame específicas para permitir que o Ssoffware una com precisão as superfícies captadas
para criar uma impressão maxilar e mandibular completa. Estas trajectórias são apenas sugestões, uma vez que não existe consenso sobre a trajetória mais exacta[50].

A restauração de uma arcada completamente edêntula utilizando scanners intra-orais tem algumas limitações. A primeira limitação envolve a existência de tecido móvel na boca. Ao contrário das técnicas de moldagem convencionais, o scanner intra-oral não pode ser efectuado enquanto o tecido móvel do frénulo ou do vestíbulo está a mudar. Por conseguinte, a precisão destas próteses amovíveis é reduzida. Em segundo lugar, as caraterísticas da superfície podem afetar a qualidade de uma digitalização intra-oral. A saliva nos tecidos moles torna o exame intra-oral mais difícil, resultando numa reflexão difusa. Além disso, os possíveis efeitos adversos, por exemplo, os que resultam da inalação de pó de digitalização, permanecem inexplorados[27] A utilização de scanners intra-orais é recomendada quando não é possível inserir uma moldeira de estoque devido ao aperto excessivo de um lábio reconstruído. Os scanners intra-orais também podem ser utilizados em

pacientes com um reflexo de vómito excessivo ou reacções alérgicas aos materiais de moldagem[27] . Os sistemas de digitalização intra-orais, em comparação com as moldagens convencionais, podem ser utilizados de forma fiável para fins de diagnóstico e digitalização de curto prazo. No entanto, para a digitalização de toda a arcada, o IOS é suscetível a mais desvios. Embora a exatidão dos sistemas IOS pareça ser promissora e comparável aos métodos convencionais, continuam a ser vulneráveis a imprecisões[78] . Deveria ser considerada uma consulta de colocação de prova adicional para reduzir as repetições e melhorar a satisfação do paciente .[33]
A tecnologia de realidade virtual abriu a porta aos profissionais de medicina dentária para um diagnóstico e um planeamento de tratamento bem sucedidos com VA na prática clínica diária. O futuro ainda não está longe de chegar e os métodos convencionais de rotina utilizados em medicina dentária serão totalmente transformados num mundo dentário de realidade virtual[ıı ,63] . O desenvolvimento de um simulador digital de rosto utilizando técnicas de imagiologia com menor
doses efectivas de radiação em breve será outro marco para o fabrico de próteses removíveis com registo digital OVD e transferência MMR antes da finalização com CAM[17] . O processo CAD/CAM também fornece um registo digital para futuras necessidades de substituição. Os procedimentos laboratoriais demorados são reduzidos ou eliminados, permitindo que o técnico de prótese dentária forneça próteses reproduzíveis, eficientes e exactas .[20,23]
As vantagens das estruturas de implantes CAD/CAM em comparação com as estruturas fundidas numa só peça são múltiplas. A precisão e o ajuste destas estruturas CAD/CAM são mais exactos do que as estruturas fundidas de uma só peça em vários estudos. Os custos das estruturas de implantes CAD/CAM são potencialmente inferiores aos das estruturas fundidas de uma só peça, uma vez que é utilizada uma liga de titânio em vez de uma liga nobre para a estrutura CAD/CAM. As estruturas de liga de titânio são também mais leves do que as estruturas de liga nobre para o mesmo desenho, devido à densidade do próprio metal. Além disso, as estruturas CAD/CAM não necessitam de uma encomenda separada de pilares, uma vez que os pilares são fresados como parte da estrutura CAD/CAM .[32]
Atualmente, estão disponíveis oito sistemas para o fabrico de próteses digitais: AvaDent/DentsplySirona, , Dentca™, Weiland, Ivoclar Vivadent, Ceramill/Amann Girrbach, Vita Vionic, Paia, e Baltic Denture System[19 ,28 ,81] . Os mesmos fundamentos da RCD devem ser aplicados ao fabrico da DRCD. A tecnologia digital, por si só, não pode proporcionar os melhores cuidados aos nossos pacientes; isto só pode ser conseguido aplicando os fundamentos sólidos dos conceitos de prótese total removível convencional e conhecendo as limitações e a compreensão das tecnologias digitais .[57]

Vantagens das próteses completas CAD/CAM

As próteses completas CAD/CAM apresentam várias vantagens quando comparadas com as próteses completas processadas de forma convencional. A resina acrílica pré-polimerizada utilizada para fabricar próteses completas CAD/CAM fresadas é dimensionalmente estável e proporciona um ajuste superior das bases das próteses, ao passo que a resina das bases processadas convencionais sofre retração por polimerização[43,85]. A resina acrílica pré-polimerizada tem propriedades físicas melhoradas, permitindo a conceção de uma base mais fina sobre o palato[43, 57, 85]. Há evidências de propriedades físicas melhoradas do material de base fresado. Por exemplo, a resina é mais hidrofílica (molhável), contém menos monómero residual, tem uma superfície mais lisa, oferece melhor resistência à coloração da superfície e apresenta um módulo de elasticidade mais elevado, resistência à flexão e resistência à fratura[85,86, 88]. Para além de conter menos monómero residual, a resina acrílica pré-polimerizada fresada é mais densa do que as resinas de base de dentição convencionais activadas pelo calor[85,86]. Além disso, há uma redução no número de visitas do paciente, uma grande vantagem e conveniência para os pacientes mais idosos que podem ter dificuldade em deslocar-se para trás e para a frente do consultório dentário[85]. O tempo reduzido de cadeira clínica necessário para o fabrico de próteses completas torna o tratamento de próteses completas mais rentável ao diminuir as despesas gerais do médico. Além disso, o repositório de dados digitais (imagens, disposições dos dentes, etc.) pode ser utilizado para o fabrico futuro de uma prótese de substituição ou de um modelo cirúrgico/radiográfico[43, 57,85]. Além disso, as próteses de substituição terão a mesma forma de base externa e as mesmas posições dos dentes, facilitando assim a adaptação do paciente às novas próteses. Finalmente, com próteses completas monolíticas *fresadas* e registos interoclusais precisos, a oclusão das próteses fabricadas em CAD/CAM exigirá menos ajustes oclusais.[43,85]

Vantagens das próteses completas CAD/CAM para o técnico de prótese dentária

As próteses completas CAD/CAM são vantajosas para o técnico dentário porque requerem um tempo de produção mais curto quando comparadas com as próteses completas convencionais. Requerem menos passos laboratoriais; não são necessários moldes de gesso e articulação. O software digital utilizado para desenhar as próteses CAD/CAM permite uma análise mais rápida do molde e uma configuração mais rápida dos dentes da prótese. Para além disso, o técnico de laboratório pode fornecer ao clínico uma prótese completa de alta qualidade e com um ajuste mais preciso. Finalmente, o técnico de prótese dentária não tem de misturar a resina PMMA, como acontece com a técnica convencional de "embalar e prensar", pelo que não está exposto ao monómero.[43,57,85]

Desvantagens das próteses completas CAD/CAM

As próteses completas CAD/CAM apresentam várias desvantagens quando comparadas com as próteses completas processadas de forma convencional. Quando os dentes da prótese do fabricante são colados manualmente a bases de prótese fresadas e não são ajustados num articulador, o desenvolvimento de uma oclusão equilibrada requer frequentemente um procedimento clínico de

remontagem para equilibrar os dentes da prótese[85] . É necessário fabricar várias próteses completas CAD/CAM antes de o clínico sentir que domina o sistema que escolheu para o fabrico das suas próteses digitais. Esta curva de aprendizagem pode causar desilusão e resultados menos que ideais. Se o laboratório não estiver perto do consultório dentário ou estiver localizado fora do estado, o médico terá de utilizar materiais de impressão digitalizáveis, dimensionalmente estáveis e resistentes à temperatura. Uma outra desvantagem das próteses completas CAD/CAM para o dentista é que a comunicação com o laboratório dentário pode ser mais difícil e pode exigir vários esforços para resolver problemas relacionados com o desenho. Além disso, o custo dos materiais e os honorários do laboratório são superiores aos dos processos de fabrico convencionais
nalgumas partes do mundo. O impacto do CAD/CAM no ambiente não deve ser negligenciado. Os procedimentos de fresagem produzem partículas de resina, que contribuem para a poluição do ambiente por plásticos. Do mesmo modo, os materiais de impressão de silicone não são biodegradáveis. Finalmente, a logística exige a embalagem e o envio de próteses que podem incluir procedimentos alfandegários internacionais .[85]

ESTUDOS CLÍNICOS

A Tabela 1 apresenta os 4 artigos selecionados para avaliar os resultados clínicos e fornece o desenho do estudo, o resumo e os resultados de cada artigo selecionado. Alguns dos resultados interessantes dos estudos clínicos estão resumidos em .[68]

Retenção

Vários estudos relataram a retenção associada aos CECDs fresados. Kattadiyil et al foram os primeiros a relatar uma retenção significativamente maior para o CECD maxilar fresado em comparação com o CD convencional fabricado para o mesmo paciente. Utilizaram examinadores calibrados e qualificados para efetuar avaliações de qualidade tanto no CECD como no CCD[15> 85] . Bidra et al, num estudo de coorte piloto, referiram que apenas 50% dos pacientes não classificaram a retenção, a estabilidade e a adaptação como boas ou excelentes[9 ,85] . Schwindling e Stober relataram uma retenção ligeiramente melhor com CECDs maxilares fresados quando comparados com CECDs maxilares moldados por injeção , .[2185]

Fonética e estética

Saponaro et al. referiram que 1 dos 48 (2,08%) participantes sofreu alterações fonéticas e 3 (6,25%) relataram maus resultados estéticos com os seus CECDs .[26> 85]

Kattadiyil et al e Schwindling e Stober não registaram qualquer diferença significativa a nível estético e fonético entre CECDs fresados e outros tipos de CDs[15> 21] . Bidra et al relataram excelentes resultados fonéticos e estéticos com CECDs .[9> 85]

QUADRO 1:

Artigo	Conceção do estudo	Resumo	Resultados
Kattadiyil et al (2015)	Um estudo clínico prospetivo comparativo	Entre próteses convencionais polimerizadas a quente e próteses digitais fresadas (período de acompanhamento de 1 semana): com base numa escala de classificação de Likert de 5 pontos. Duas visitas, dentes comerciais colados à base	Quinze pacientes (idade média de 55 anos). Retenção, conforto, mastigação e eficiência técnica significativamente superiores com as próteses digitais. Pontuações relacionadas não significativas entre as pontuações clínicas

		fresada CD/CD, protocolo com e sem PPS (fabricado pela Global Dental Science) Passos clínicos para ambos os tipos de próteses realizados por estudantes de pré-doutoramento sénior com supervisão docente. Esquema oclusal lingualizado (dentes de 15 graus).	e do paciente. A ausência de PPS não afectou a adaptação ou retenção da prótese com próteses digitais. O processo de prótese digital foi preferido e utilizado eficazmente por estudantes de pré-doutoramento em medicina dentária sob supervisão docente.
Bidra et al (2016)	Um estudo de coorte piloto prospetivo clínico não comparativo	As próteses digitais foram acompanhadas durante 1 ano com base num instrumento de escala visual analógica de 100 mm (avaliação clínica e centrada no paciente). Duas visitas, CD/CD monolítico fresado e protocolo IOD (fabricado pela Global Dental Science) Passos clínicos realizados por protésico com pelo menos S anos de experiência clínica. Esquema oclusal lingualizado (dentes de 15 graus).	Catorze pacientes (idade média de 68,4 anos). Resultado favorável num ano de acompanhamento, 79% de satisfação com as próteses CAD-CAM. A avaliação clínica e do paciente mostrou uma diferença mínima em relação à linha de base. Melhoria estatisticamente significativa na classificação da ausência de pontos doridos na prótese. 50% dos pacientes não classificaram como bom ou excelente a retenção, estabilidade e adaptação.
Saponaro et al (2016)[b]	Um estudo clínico retrospetivo transversal não comparativo	Próteses digitais fabricadas entre 2012 e 2014 com base no modelo de recolha de dados. Protocolo de duas visitas utilizando dentes comerciais colados à base CD/CD fresada, (fabricada pela Global Dental Sdence). Passos clínicos realizados por alunos de pré-doutoramento e pós-graduação em medicina dentária Esquema oclusal lingualizado (dentes de 15 graus).	Quarenta e oito pacientes (idade média de 6279 anos). Não houve diferença no número de consultas (2,39 visitas), no número de consultas de ajuste pós-inserção (2,08 visitas) e na incidência de complicações observadas entre os alunos de pré-doutoramento e de pós-graduação. 24,44% das próteses digitais não foram inseridas na segunda consulta devido à falta de retenção, relação cêntrica incorrecta, estética inaceitável e discurso alterado. 35,4% dos participantes necessitaram de mais de 2 consultas clínicas e 8,33% apresentaram mais de uma complicação.
Schwindling e Stober (2016)	Um estudo clínico prospetivo comparativo	CDs concebidos digitalmente com dois métodos de fabrico, fresagem e moldagem por injeção, com base numa escala de 6 pontos. Protocolo de quatro visitas utilizando dentes comerciais colados à base de CD/CD fresados (fabricados pela Wieland Dental) em comparação com CD/CD moldados por injeção. por 2 membros do corpo docente. Esquema oclusal bilateral equilibrado.	Cinco pacientes. Não se registaram diferenças significativas nas próteses fresadas. A sessão adicional relatada pode aumentar a previsibilidade do resultado estético para utilizadores menos experientes. Foi planeado um esquema oclusal equilibrado bilateral, no entanto, foram necessários ajustes clínicos após o fabrico para obter uma oclusão equilibrada.

CD, prótese completa; CAD DAM, desenho assistido por computador e fabrico assistido por computador; PPS, vedação palatina posterior; HDD, sobredentadura sobre implante; PMMA, metacrilato de pdilmetilo). Este estudo inclui 9/28 sobredentaduras sobre implantes. Este estudo inclui 9/90 sobredentaduras de implantes.

Resultados baseados na seleção de doentes

Kattadiyil et al referiram que os seus participantes foram classificados como PDI (Prosthodontic Diagnostic Index) I ou II e tiveram resultados favoráveis. Foi pedido aos pacientes que escolhessem um CCD ou um CECD, e 80% (12/15) escolheram o CECD[15 >85] . Bidra et al relataram insatisfação com os CECDs em 15% (3/20) dos pacientes e referiram que estes pacientes tinham sido classificados como histéricos (2 participantes) e exigentes (1 participante)[9 ', 85]

Número de consultas de ajustamento pós-colocação

Saponaro et al referiram que 6/48 (12,5%) participantes não necessitaram de qualquer visita de ajustamento pós-inserção, 16/48 (33,33%) participantes necessitaram de apenas 1 visita pós-inserção, 14/48 (29,16%) participantes necessitaram de 2 visitas e 12/48 (25,00%) necessitaram de 3 ou mais visitas. Isto resultou num número médio de 2,08 visitas de ajustamento pós-colocação[26,85] . Bidra et al relataram que foi necessária uma média de 3,3 ajustes de próteses ao longo de 1 ano para os 14 participantes, dos quais 1/14 (7,14%) participantes necessitaram de um número significativo de visitas para ajustes de próteses[9 ', 85]

Eficiência da técnica (visitas de pacientes necessárias para o fabrico de CECD)

Bidra et al relataram consultas adicionais (terceiras) para 2/14 (14,28%) participantes, e Saponaro et al relataram uma média de 2,39 consultas necessárias para o protocolo nominal de 2 consultas no seu estudo para 17/48 (35,4%) participantes[9> 26> 85] . Schwindling e Stober registaram uma média de 5,4 visitas para o seu protocolo de 4 consultas sobre a satisfação dos doentes. Dois estudos referiram a satisfação dos doentes[21 ,85] . Kattadiyil et al relataram 80% de satisfação (12/15 participantes) e Bidra et al relataram 79% de satisfação (11/14 participantes) para uma satisfação global de aproximadamente 79,3%[9 ,15 ,85] . Outros resultados adversos relatados com os CECDs na literatura foram a necessidade de reembasamento imediato, discrepâncias com a DVO e problemas com a estética, disposição dos dentes e fonética. Estes artigos não foram incluídos nos resultados do

esta revisão porque estavam fora do âmbito das questões PICO abordadas 85 -

A Tabela 2 lista 10 artigos que relataram aplicações específicas com CECDs. Seis artigos referiam-se a CECDs implantados, 2 relatavam CECDs imediatos, 1 relatava uma aplicação laboratorial interna no fabrico de CECDs, 1 combinava as caraterísticas do fabrico de CECDs para melhorar o resultado clínico e 1 utilizava CECD e tecnologia de CBCT para alívio anatómico do forame mental.

QUADRO 2: Lista de aplicações clínicas específicas comunicadas na CECD .[68]

Artigo	Tipo de prótese	Fabricante	Fabrico de próteses	Condição oposta	Aplicação clínica única de próteses CAD-CAM
Bidra (2014)	Fresado digital CD/IOD	GDS	1 CD 1 IOD	CD IOD	Aplicação clínica de próteses completas fresadas em CAD-CAM convertidas em IOD
Lozada et al(2014)	CD/IFCD fresado digitalmente	GDS	1 CD 1 FCD	CD DO IFCD	Aplicação clínica e simplicidade do CAD-CAM para conversão IFCD na fase de carga imediata do implante
Wimmer etal (2015)	CD/CD fresado digitalmente	Fresagem em laboratório interno (fluxo de trabalho de prótese total Ceramill)	2 CDs	CD	Utilização de uma fresa de laboratório interna para próteses completas CAD-CAM
Kattadiyil etal (2015)	CD/FCD fresado digitalmente	GDS	1 CD 1 FCD	FCD CD	Aplicação clínica e eficiência no fabrico de CD/FCD definitivos fresados por CAD-CAM
McLaughlin e Ramos (2015)	Apenas base de CD fresada digitalmente	GDS	2 CDs	CD	Integração da base de prótese fresada CAD-CAM com próteses completas convencionais processadas a quente
AlHelal etal (2016)	CD fresado digitalmente IFCD fresado digitalmente	GDS Fresagem em laboratório interno	1 CD 1 IFCD	FCD CD	Aplicação clínica de IFCD provisório CAD-CAM fresado internamente com um CD definitivo fresado Utilização da tecnologia CAD/CAM para restaurar o molde e o tamanho dos dentes do paciente
Neumeier etal (2016)	CDI fresado digitalmente CDI fresado digitalmente CDI/ICD	GDS GDS	2 CDIs 1 CID	CID Dentição natural	Aplicação clínica do CDI fresado CAD-CAM
Balshi etal (2016)	Conversão digital fresada IFCD	GDS	1 IFCD 2 IFCDs	Dentição natural IFCD	Aplicação clínica de CD fresado em CAD-CAM para simplificar a conversão de CD em IFCD com a utilização de um manípulo de posicionamento e bloqueios oclusais
Charette etal (2016)	CDI/FCD fresado digitalmente	nSequência	1 CID 1 IFCD	FCD CID	Mostrou outra opção disponível para o sistema de fresagem CAD-CAM
Ohkubo etal (2016)	Fresado digital CD/COD	Chá da tarde	1 CD 1 COD	COD CD	Utilização da tomografia computorizada e da sobreposição para criar um relevo para o forame mental com COD digital.

CAD CAM, desenho assistido por computador e fabrico assistido por computador; CD, prótese completa; COD, sobredentadura completa; FCD, prótese completa fixa; ICD, prótese completa imediata; IFCD, prótese completa fixa sobre implantes; IOD, sobredentadura sobre implantes.

BIBLIOGRAFIA

1. Maeda Y, Minoura M, Tsutsumi S, Okada M, Nokubi T. Um sistema CAD/CAM para prótese removível. Parte I: Fabrico de próteses completas.international Journal ofProsthodontics. 1994 Jan 1;7(1).

2. Kawahata N, Ono H, Nishi Y, Hamano T, Nagaoka E. Ensaio do procedimento de duplicação de próteses completas por CAD/CAM. Jornal de reabilitação oral. 1997Jul;24(7):540-8.

3. Kawahata N, Kamashita Y, Nishi Y, Hamano T, Nagaoka E. Análise das cristas residuais e da relação das cristas através do método de reconstrução tridimensional. Jornal de reabilitação oral. 1998 Feb;25(2):110-6.

4. Sun Y, Lu P, Wang Y. Estudo sobre CAD&RP para próteses completas amovíveis. Métodos e programas informáticos em biomedicina. 2009 Mar l;93(3):266-72.

5. Kanazawa M, Inokoshi M, Minakuchi S, Ohbayashi N. Ensaio de um sistema CAD/CAM para o fabrico de próteses completas. Revista de materiais dentários. 2011:1101210106-.

6. Goodacre CJ, Garbacea A, Naylor WP, Daher T, Marchack CB, Lowry J. Próteses completas fabricadas em CAD/CAM: conceitos e métodos clínicos de obtenção dos dados morfológicos necessários. O Jornal de dentisteria protética. 2012 Jan l;107(l):34-46.

7. Inokoshi M, Kanazawa M, Minakuchi S. Avaliação de um método de prova de prótese completa aplicando prototipagem rápida. Revista de materiais dentários. 2012:1201190221-.

8. Kattadiyil MT, Goodacre C, Baba NZ. Dentaduras completas CAD/CAM: uma revisão de dois sistemas de fabrico comerciais. Jornal da Associação Dentária da Califórnia. 2013 Jun;41(6):407.

9. Bidra AS, Taylor TD, Agar JR. Tecnologia assistida por computador para o fabrico de próteses completas: revisão sistemática dos antecedentes históricos, situação atual e perspectivas futuras. The Journal of prosthetic dentistry. 2013 Jun l;109(6):361-6.

lO.Infante L, Yilmaz B, McGlumphy E, Finger I. Fabrico de próteses completas com tecnologia CAD/CAM. O Jornal de dentisteria protética. 2014 May l;lll(5):351-5.

ll.Koralakunte PR, Aljanakh M. O papel do articulador virtual na dentisteria protética e restauradora. Jornal de investigação clínica e de diagnóstico: JCDR. 2014 Jul;8(7):ZE25.

12.Wimmer T, Gallus K, Eichberger M, Stawarczyk B. Fabrico de próteses completas suportadas por CAD/CAM. The Journal of Prosthetic Dentistry. 2016 May l;115(5):541-6.

13.Lozada JL, Garbacea A, Goodacre CJ, Kattadiyil MT. Utilização de uma prótese completa mandibular planeada e fabricada digitalmente para uma conversão fácil numa prótese completa fixa provisória com carga imediata. Parte 1. Planeamento e

fase cirúrgica. International Journal of Prosthodontics. 2014 Sep 1;27(5).
14.Kattadiyil MT, Goodacre CJ, Lozada JL, Garbacea A. Próteses completas fixas mandibulares planeadas e fabricadas digitalmente. Parte 2. Fase protética. Revista Internacional de Prostodontia. 2015 Mar 1;28(2).
15.Kattadiyil MT, Jekki R, Goodacre CJ, Baba NZ. Comparação dos resultados do tratamento no fabrico de próteses dentárias removíveis completas digitais e convencionais num contexto de pré-doutoramento. O Jornal de odontologia protética. 2015 Dec l;114(6):818-25.
16.Bajunaid SO. Uma primeira experiência com overdentures completas digitais. The Saudi dentaljoumal. 2016 Jul l;28(3):148-53.
17.Bilgin MS, Baytaroglu EN, Erdem A, Dilber E. A review of computer-aided design/computer-aided manufacture techniques for removable denture fabrication. Europeanjoumal of dentistry. 2016 Abr;10(2):286.
18.de Mendonga AF, Furtado de Mendonga M, White GS, Sara G, Littlefair D. Método totalmente suportado por CAD/CAM para fabrico de próteses completas removíveis. Relatos de casos em medicina dentária. 2016 Jan l;2016.
19.Radz GM. Próteses digitais: Atingir a precisão e a estética. Dentistry today. 2016 Jun;35(6):77.
2O.Baba NZ, AlRumaih HS, Goodacre BJ, Goodacre CJ. Técnicas actuais no fabrico de próteses CAD/CAM. Medicina dentária geral. 2016;64(6):23.
21.Schwindling FS, Stober T. A comparison of two digital techniques for the fabrication of complete removable dental prostheses: Um estudo clínico piloto. The Journal of prosthetic dentistry. 2016 Nov l;116(5):756-63.
22.Kattadiyil MT, AlHelal A. An update on computer-engineered complete dentures: Uma revisão sistemática dos resultados clínicos. O Jornal de odontologia protética. 2017Apr l;117(4):478-85.
23.Baba NZ. Materiais e processos para o fabrico de próteses completas CAD/CAM. Relatórios actuais de saúde oral. 2016 Sep l;3(3):203-8.
24 Ali MS, Al-Harbi FA. Área de selagem palatina posterior estabelecida em técnicas de prótese completa convencional e fabricada em CAD/CAM: Estudo de caso clínico. JDen Craniofac Res. 2016;l:l.
25 KordaB B, Gartner C, Sohnel A, Bisler A, VoB G, Bockholt U, Seipel S. O articulador virtual em medicina dentária: conceito e desenvolvimento. Dental Clinics ofNorth America. 2002 Jul l;46(3):493-506.
26 Saponaro PC, Yilmaz B, Heshmati RH, McGlumphy EA. Desempenho clínico de próteses completas fabricadas em CAD-CAM: um estudo transversal. O Jornal de dentisteria protética. 2016 Sep l;116(3):431-5.
27 Kim JE, Kim NH, Shim JS. Fabrico de uma prótese dentária completa e removível a partir de uma impressão intra-oral digital para um paciente com um lábio reconstruído excessivamente apertado após o tratamento do cancro oral: Um relatório clínico. O Jornal de Dentisteria Protética. 2017 Feb l;117(2):205-8.
28 Bonnet G, Batisse C, Bessadet M, Nicolas E, Veyrune JL. Um novo

procedimento de prótese digital: uma avaliação dos primeiros profissionais. BMC oral Health. 2017 Dez 1;17(1):155.
29 Yilmaz B, Azak AN, Alp G, Ek§i H. Utilização da tecnologia CAD-CAM para o fabrico de próteses completas: Uma técnica alternativa. O Jornal de Dentisteria Protética. 2017 Ago l;118(2):140-3.
30 Thalji G, Jia-mahasap W. CAD/CAM Removable Dental Prostheses: a Review of Digital Impression Techniques for Edentulous Arches and Advancements on Design and Manufacturing Systems (Próteses dentárias amovíveis CAD/CAM: uma revisão das técnicas de impressão digital para arcadas edêntulas e avanços nos sistemas de conceção e fabrico). Relatórios actuais de saúde oral. 2017Jun l;4(2):151-7.
31 Janeva N, Kovacevska G, Janev E. Próteses completas fabricadas com tecnologia CAD/CAM e um método de registo clínico tradicional. Acesso livre ao Jornal Macedónio de Ciências Médicas. 2017 Oct 15;5(6):785.
32 Goo CL, Tan KB. Fabrico de overdentures de barra mandibular retidas por implantes CAD/CAM: uma visão clínica e técnica. Relatos de casos em medicina dentária. 2017 Jan l;2017.
33 Kattadiyil MT, AlHelal A, Goodacre BJ. Complicações clínicas e avaliações de qualidade com próteses completas fabricadas por computador: Uma revisão sistemática. O Jornal de Odontologia Protética. 2017 Jun l;117(6):721-8.
34 AlHelal A, AlRumaih HS, Kattadiyil MT, Baba NZ, Goodacre CJ. Comparação da retenção entre bases de dentaduras maxilares fresadas e convencionais: um estudo clínico. O Jornal de dentisteria protética. 2017 Feb l;117(2):233-8.
35 Han W, Li Y, Zhang Y. Conceção e fabrico de próteses completas utilizando a tecnologia CAD/CAM. Medicina. 2017 Jan;96(l).
36 Papaspyridakos P, Rajput N, Kudara Y, Weber HP. Fluxo de trabalho digital para reabilitação com implantes fixos de uma mandíbula edêntula extremamente atrófica em três consultas. Journal of Esthetic and Restorative Dentistry. 6 de maio de 2017;29(3):178-88.
37 Tallarico M, Schiappa D, Schipani F, Cocchi F, Annucci M, Xhanari E. Melhoria do fluxo de trabalho totalmente digital para reabilitar um paciente edêntulo com uma sobredentadura de implante em 4 consultas: relato de um caso. Jornal de Ciência Oral e Reabilitação. 2017;3(3):38-46.
38 Hassan B, Greven M, Wismeijer D. Integração da digitalização facial em 3D num fluxo de trabalho digital para o desenho CAD/CAM e fabrico de próteses completas para reabilitação imediata da boca total. Jornal de prótese dentária avançada. 2017Out l;9(5):381-6.
39 Luthra RP, Gupta R, Kumar N, Mehta S, Sirohi R. Articuladores virtuais em odontologia protética: uma revisão. Jornal de Investigação Avançada em Ciências Médicas e Dentárias. 2015 Oct 1;3(4):117.
40 AlHelal A, Goodacre BJ, Kattadiyil MT, Swamidass R. Erros associados à pré-

visualização digital de próteses completas concebidas por computador e orientações para os reduzir: Um artigo técnico. The Journal of Prosthetic Dentistry. 2018 Jan l;119(l):17-25.
41 Russo LL, Salamini A. Prótese completa removível digital de arcada única: Um fluxo de trabalho que começa com a digitalização intra-oral. O Jornal de odontologia protética. 2018 Jul l;120(l):20-4.
42 Srinivasan M, Gjengedal H, Cattani-Lorente M, Moussa M, Durual S, Schimmel M, Muller F. Próteses dentárias removíveis completas fresadas em CAD/CAM: Uma avaliação in vitro da biocompatibilidade, propriedades mecânicas e rugosidade da superfície. Dental materialsjoumal. 2018 Mar 29:2017-7.
43 Janeva NM, Kovacevska G, Elencevski S, Panchevska S, Mijoska A, Lazarevska B. Vantagens de CAD/CAM versus próteses completas convencionais - uma revisão. Revista macedónia de ciências médicas de acesso aberto. 2018 Aug20;6(8):1498.
44 Fang JH, An X, Jeong SM, Choi BH. Desenvolvimento de próteses completas com base em impressões intraorais digitais - relato de caso, jornal de pesquisa protética. 2018 Jan l;62(l):116-20.
45 Deng K, Chen H, Zhao Y, Zhou Y, Wang Y, Sun Y. Avaliação da adaptação do padrão de ácido poliláctico de próteses completas maxilares fabricadas por tecnologia de modelação por deposição fundida: Um estudo piloto. PloS one. 2018 Aug 29;13(8):e0201777.
46 .0vchinnik V, Karatas B, Yilmaz B, McGlumphy EA. Fabrico de uma prótese completa fixa implanto-suportada utilizando múltiplas tecnologias digitais para um paciente com um bum perioral: Um relatório clínico. O Jornal de odontologia protética. 2018 Aug l;120(2):161-7.
47 Fang JH, An X, Jeong SM, Choi BH. Prótese digital imediata: Um relatório clínico. O Jornal de odontologia protética. 2018 maio l;119(5):698-701.
48 Russo LL, Salamini A. Prótese digital completa removível: Um fluxo de trabalho que integra tecnologias abertas. O Jornal de odontologia protética. 2018 May l;119(5):727-32.
49 Dai N, Yu X, Fan Q, Yuan F, Liu L, Sun Y. Tecnologia de disposição de dentes de próteses completas impulsionada por uma regra reconfigurável. PloS one. 2018 Jun 18;13(6):e0198252.
50 Goodacre BJ, Goodacre CJ, Baba NZ. Utilizar a digitalização intra-oral para captar impressões de próteses completas, posições dentárias e registos de relação cêntrica. Revista Internacional de Prostodontia. 2018 Jul 1;31(4).
51 Pandita A, Dod A, Bhat R. Articuladores virtuais: uma excelência digital em odontologia protética e restauradora. J Appl Dent Med Sci. 2016;2:110-7.
52 John AV, Abraham G, Alias A. Dentaduras fresadas CAD/CAM de duas visitas na reabilitação de arcadas edêntulas: Uma série de casos. O Jornal da Sociedade Indiana de Dentisteria Protética. 2019 Jan;19(l):88.

53 Clark WA, Duqum I, Kowalski BJ. A técnica de prótese replicada digitalmente: Um relato de caso. Jornal de Odontologia Estética e Restauradora. 2019 Jan;31(l):20-5.
54 Srinivasan M, Schimmel M, Naharro M, O'Neill C, McKenna G, Muller F. Próteses completas amovíveis fresadas CAD/CAM: estudo de estimativa de tempo e custo. Journal of dentistry. 2019 Jan l;80:75-9.
55 Russo LL, Caradonna G, Salamini A, Guida L. Um único procedimento para o registo das relações maxilo-mandibulares e alinhamento de exames intra-orais de arcos maxilares e mandibulares edêntulos.joumal of prosthodontic research. 2019;64(l):55-9.
56 Russo LL, Ciavarella D, Salamini A, Guida L. Alinhamento de digitalizações intra-orais e registo das relações maxilo-mandibulares para o paciente edêntulo arco maxilar. The Journal of prosthetic dentistry. 2019 May 1;121(5):737- 40.
57 Hirayama H. Prótese Completa Removível Digital (DRCD). InDigital Restorative Dentistry 2019 (pp. 115-136). Springer, Cham.
58 .Mangano F, Mangano C, Margiani B, Admakin O. Combinação de digitalizações intra-orais e faciais para a conceção e fabrico de barras de poliéter-éter-cetona (peek) suportadas por implantes para sobredentaduras maxilares. Digitalização. 2019 Ago22;2019.
59 Venezia P, Torsello F, Santomauro V, Dibello V, Cavalcanti R. Fluxo de trabalho digital completo para o tratamento de um paciente edêntulo com cirurgia guiada, carga imediata e prótese híbrida impressa em 3D: A Técnica BARI 2.0. Um relato de caso. Revista Internacional de Pesquisa Ambiental e Saúde Pública. 2019 Jan;16(24):5160.
60 Unkovskiy A, Wahl E, Zander AT, Huettig F, Spintzyk S. Digitalização intra-oral para fabricar próteses completas com rebordos funcionais: um relato de caso de prova de conceito. BMC oral health. 2019 Dec;19(l):l-7.
61 Lee S, Hong SJ, Paek J, Pae A, Kwon KR, Noh K. Comparação da precisão das bases de prótese fabricadas por moldagem por injeção, fresagem CAD/CAM e método de prototipagem rápida. A revista de protética avançada. 2019 Feb l;ll(l):55-64.
62 Jung S, Park C, Yang HS, Lim HP, Yun KD, Ying Z, Park SW. Comparação de diferentes técnicas de moldagem para maxilares edêntulos usando análise tridimensional. O Jornal de Prótese Dentária Avançada. 2019 Jun l;ll(3):179-86.
63 Sharma A. Tornar-se Digital numa Clínica de Prótese Dentária: Tecnologias e fluxo de trabalho. Ciência Dentária CE. 2019;18:1386-94.
64 Fang Y, Fang JH, Jeong SM, Choi BH. Uma técnica de impressão digital e registo de mordida para uma arcada desdentada única. Journal ofProsthodontics. 2019 Feb;28(2):e519-23.
65 Srinivasan M, Kalberer N, Naharro M, Marchand L, Lee H, Muller F. Dentaduras fresadas CAD- CAM: Os protocolos de Genebra para próteses digitais. O Jornal de Odontologia Protética. 2020 Jan l;123(l):27-37.

66 Russo LL, Caradonna G, Troiano G, Salamini A, Guida L, Ciavarella D. Diferenças tridimensionais entre exames intra-orais e impressões convencionais de maxilares edêntulos: um estudo clínico. O Jornal de Odontologia Protética. 2020 Feb l;123(2):264-8.
67 Lee SY, Kim H, Lee D, Park C. Fluxo de trabalho digital modificado para troca de dentes artificiais numa prótese completa: Uma técnica dentária. Jornal de Odontologia Protética. 2020 Fev l;123(2):236-8.
68 Wang C, Shi YF, Xie PJ, Wu JH. Precisão das próteses completas digitais: Uma revisão sistemática de estudos in vitro. O Jornal de Odontologia Protética. 2020 Fev 27.
69 Negreiros WM, Jamjoom FZ, Gallucci G, Hamilton A. Desenho de uma disposição digital de dentes de prova em arco completo para pacientes completamente desdentados, utilizando um programa de software CAD de código aberto: Uma técnica dentária. O Jornal de Odontologia Protética. 2020 Abr 4.
70 An X, Chui Z, Yang HW, Choi BH. Fluxo de trabalho digital para o fabrico de uma sobredentadura utilizando um modelo cirúrgico de implante e um scanner intra-oral. O Jornal de odontologia protética. 2020 maio l;123(5):675-9.
71 Ammoun R, Bencharit S. Criação de um ficheiro de prótese digital duplicado utilizando um scanner de secretária e software de código aberto: Uma técnica dentária. O Jornal de Odontologia Protética. 2020 Mar 20.
72 Deng K, Wang Y, Zhou Y, Sun Y. Próteses completas removíveis digitais funcionalmente adequadas: Uma técnica dentária. O Jornal de odontologia protética. 2020 Jun l;123(6):795-9.
73 Su FY, Tsai JC, Morton D, Lin WS. Utilização de digitalização intra-oral para próteses dentárias suportadas por implantes para conceber e fabricar um dispositivo de verificação CAD-CAM: Uma técnica dentária. O Jornal de Odontologia Protética. 2020 Abr 16.
74 . Stumpel LJ, Scherer MD. Fluxo de trabalho para uma prótese completa fixa de metal-resina-zircónia: Uma técnica dentária. O Jornal de Odontologia Protética. 2020 Abr 4.
75 Ahmed WM, Verhaeghe TV, McCullagh AP. Restauração implanto-suportada da arcada completa da maxila: Um fluxo de trabalho de digitalização digital e relação maxilomandibular. O Jornal de Medicina Dentária Protética. 2020 Mar 11.
76 Russo LL, Di Gioia C, Salamini A, Guida L. Integrar digitalizações intra-orais, periorais e faciais na conceção de próteses digitais. O Jornal de odontologia protética. 2020 Abr l;123(4):584-8.
77 Russo LL, Caradonna G, Salamini A, Guida L. Digitalizações intra-orais de arcadas edêntulas para desenho de próteses num único procedimento. O Jornal de Odontologia Protética. 2020 Feb l;123(2):215-9.
78 Aswani K, Wankhade S, Khalikar A, Deogade S. Precisão de uma impressão digital intra-oral: Uma revisão. O Jornal da Sociedade Indiana de Prostodontia. 2020 Jan l;20(l):27.

79 Hong SJ, Noh K. Definição da inclinação sagital do côndilo num articulador virtual utilizando um exame facial e intra-oral da posição interoclusal protrusiva: Uma técnica dentária. O Jornal de Dentisteria Protética. 2020 Mar 24.
80 Hong SJ, Choi Y, Park M, Paek J, Pae A, Kim HS, Kwon KR, Noh K. Definição da Inclinação Condilar Sagital num Articulador Virtual Utilizando a Digitalização Intraoral da Posição Interoclusal Protrusiva e a Tomografia Computorizada de Feixe Cónico. Journal of Prosthodontics. 2020 Feb;29(2):185-9.
81 Baba NZ. O fabrico de próteses completas digitais. Tratando o paciente de prótese completa. 2020 Fev 3:263-70.
82 Venezia P, Joda T, Wang HL. Articuladores Virtuais e Procedimentos de Montagem Virtual: Em que ponto estamos?
83 Andreescu CF, Ghergic DL, Botoaca O, Hancu V, Banateanu AM, Patroi DN. Avaliação de diferentes materiais utilizados para o fabrico de uma prótese digital completa. Materiale Plastice. 2018 Mar 1;55(1):124.
84 Papathanasiou I, Kamposiora P, Papavasiliou G, Ferrari M. A utilização de PEEK em protética digital: Uma revisão narrativa. BMC Saúde Oral. 2020 Dec;20(l):l-l.
85 Baba NZ, Goodacre BJ, Goodacre CJ, Muller F, Wagner S. Sistemas de prótese completa CAD/CAM e propriedades físicas: Uma revisão da literatura. Jornal de Prostodontia. 2020 Ago 26.
86 Sulaiman TA. Materiais em odontologia digital - uma revisão. Jornal de Dentisteria Estética e Restauradora. 2020 Mar;32(2):171-81.
87 Dayan C, Guven MC, Gencel B, Bural C. Uma comparação da estabilidade da cor de materiais de base de dentadura de polimetilmetacrilato convencionais e CAD/CAM. Ata Stomatologica Croatica. 2019 Jun 10;53(2):158-67.
88 Dayan C, Guven MC, Gencel B, Bural C. Uma comparação da estabilidade da cor de materiais de base de dentadura de polimetilmetacrilato convencionais e CAD/CAM. Ata Stomatologica Croatica. 2019 Jun 10;53(2):158-67.
89 Alp G, Johnston WM, Yilmaz B. Propriedades ópticas e rugosidade da superfície de materiais pré-polimerizados de base de prótese de poli (metacrilato de metilo). The Journal ofprosthetic dentistry. 2019 Feb l;121(2):347-52.
90 Lee JJ, Kim DH, Noh K. Uma técnica para transferir os contornos de uma impressão funcional para as superfícies polidas de próteses completas removíveis fabricadas digitalmente. O Jornal de odontologia protética. 2020 Ago l;124(2):153-6.

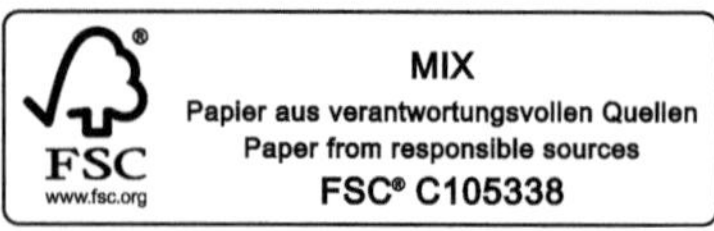

Printed by Books on Demand GmbH, Norderstedt / Germany